監察医の涙

上野正彦

JN210449

ポプラ文庫

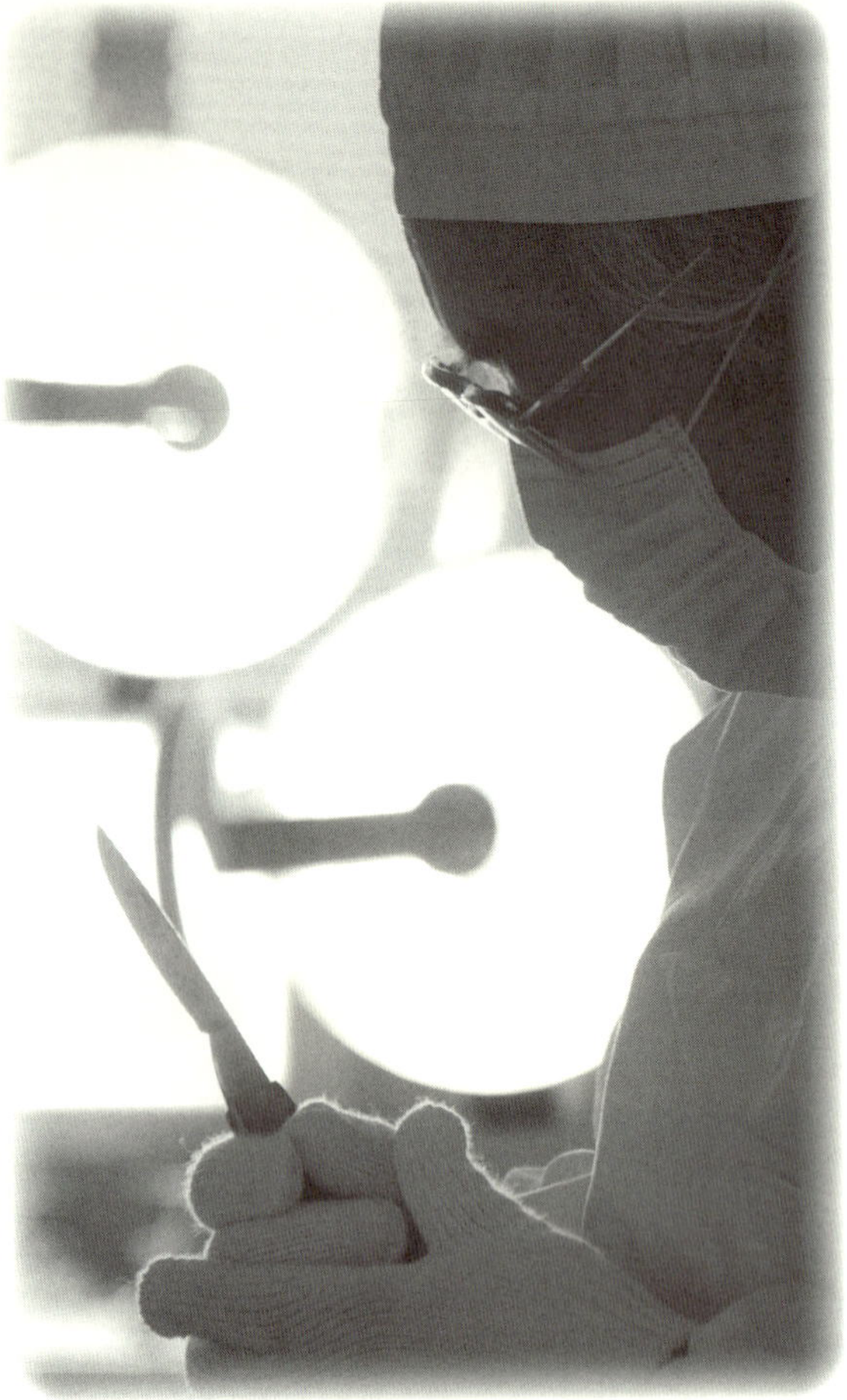

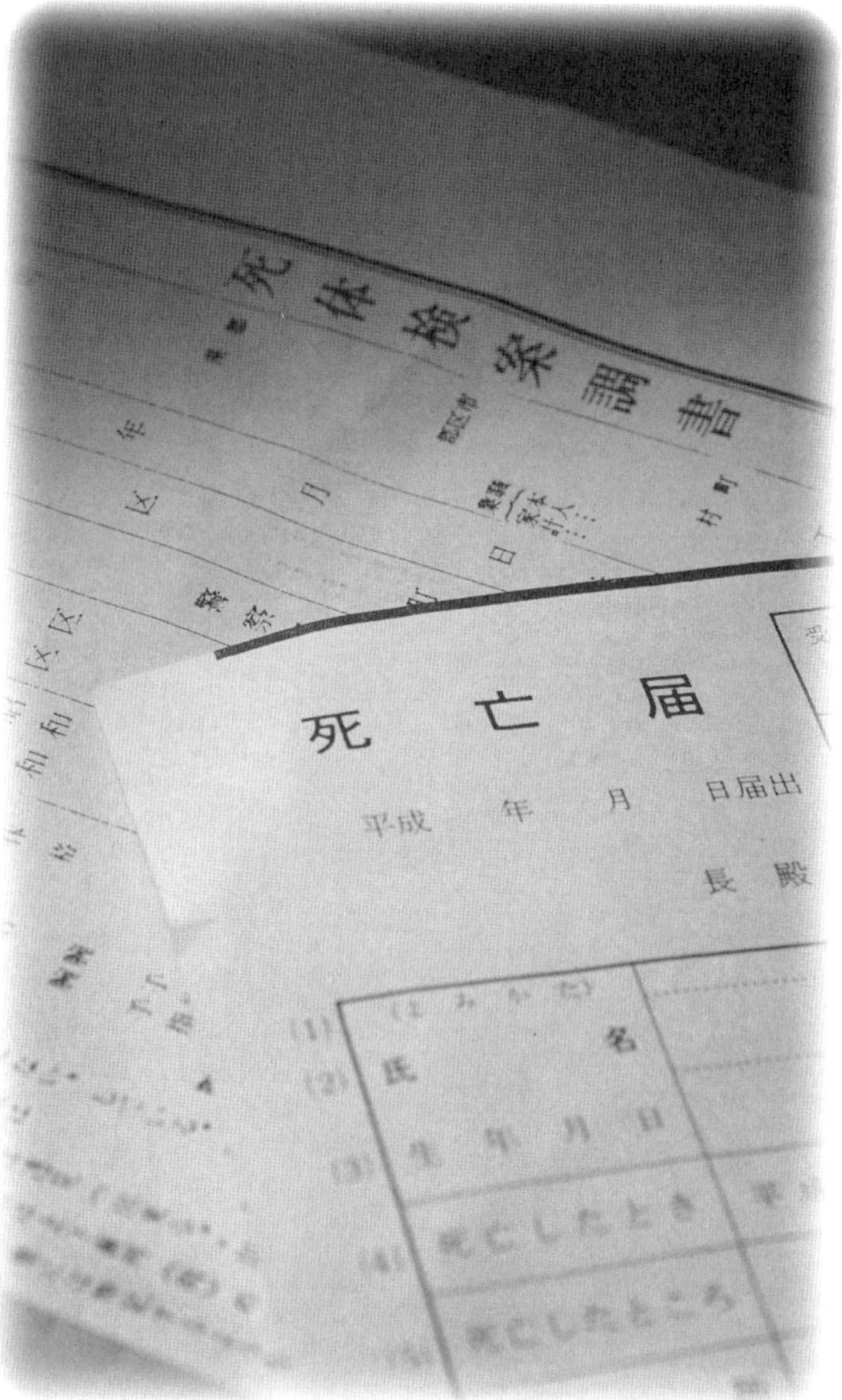
死体検案調書
死亡届
平成　年　月　日届出
長　殿
氏名
生年月日
死亡したとき
死亡したところ

はじめに

監察医制度について取材に来た記者に「先生ほど多くの死者を検死したり解剖した人はいない。先生にとって死とは何ですか」と質問された。

「うまく表現できないが、ナッシングではないか」と答えた。つまり自分が生まれる前の状態と同じで、この世は現存するが、そこに自分だけがいない状態が死であり、ナッシングではないか、と。

記者は頷《うなず》きながら「それでは先生があの世へ行った時にはお世話になった多くの人たちが花束を持って出迎えてくれるでしょうね」と感想を述べたのである。

思ったこともない言葉にびっくりしたが、考えてみればそうかもしれない。記者はうまいことを言うものだと感心した。

以来、私にとって死は寂しくも悲しくもない。その人たちとの再会を楽しみにあの世とやらへ行ってみたいという気になった。

またある時、我が子同然十五年間も飼っていたマルチーズが亡くなった。言葉を交わすことはないのだが心は十分に通じ合い、家族同様の暮らしをしてきたので、死は別れでもあったから、寂しくて悲しかった。

生きている者との繋がりがなくなり、独りになっていく。孤独で小さな姿を見た時、私は思わず「あの世へ行ったら私のやさしい父母がいるから、訪ねていきなさい」と語りかけていた。死はナッシングとばかり思っていたが、あの世の存在を認めていたのである。

矛盾なく死を説明することは難しいと感じている。

そんなことを思い出しながら、今回は、心の奥に刻まれた切ない話を集めてみた。

監察医の涙

目次

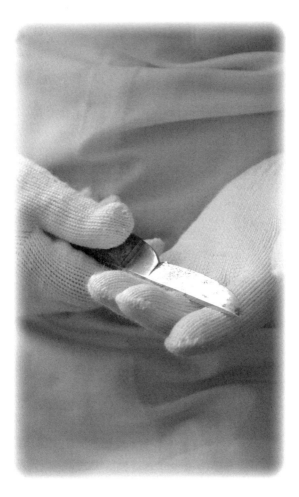

死体は語る

朝起きたら、夫が死んでいた。睡眠薬の空き瓶が転がっていたから、きっと借金を苦に自殺したのだ。妻が主張した。

現場に監察医が呼ばれ検死をする。検死をしただけでは死因が分からない場合は解剖して解明する。

解剖してみると、夫である男性が語り出す。「私は自殺ではない、殺されたのです。青酸カリを飲まされて殺されたのです」と。

またある時は、マンションの工事現場の高い足場から足を滑らせて作業員が転落死した。働き盛りのお父さんを亡くした妻子は嘆き悲しんだ。事故死だと思われたが、じっくり検死、解剖をしてみると誰かに突き落とされた跡があるのが分かった。事故死ではなく他殺であった。

轢き逃げされたとか絞殺されたとか、突然大変なことを言い出す死体もある。

丹念に検死をし、解剖することにより、なぜ死ぬことになったのか、もの言わぬ死体が語り出すのである。そして、一つひとつ、死にまつわるさまざまなことが明らかになっていく。

「なぜ、監察医になったのですか」と聞かれることが多い。なぜか。最初から法医学をやろうと思って医者を目指したわけではなかった。医者になったのは、父の影響が大きい。

無事、医学部を卒業し、国家試験に合格した時、自分が何科にすすもうか考えなければいけなくなった。しかし悩んでしまった。

その時代は、同級生には親が医者であり、代々医者だから継ぐといって医者になった者が多く、親と同じ内科や皮膚科にすすむというのが一般的だった。私も父親が医者であったが、医者は医者でも無医村地区であったから何でも屋で、決まった科などなかった。そんな父親を見てきたから自分も一つだけ科を選ぶという概念がはなからなかった。だから悩んだ。余計頭が混乱して、とりあえず自分に合った科を見つけるために、もう一度自分が今まで学んだ医学というものを一つずつ見直してみることにした。

まず内科。体の外側を触って、その中の何が悪いかを探り、治療していく。とても難しい。私には不向きだ。

外科は大雑把《おおざっぱ》で、体にメスを入れて腐った部分があれば切り取ってしまう。まるで医者ではないようだ。

思い悩んでいるうちに半年が過ぎてしまった。

自問自答し続けた。

やがて辿り着いたのは、人間にとって死とは何なのか、死ぬとはどういうことなのかということだった。死をつきつめていけば、人間にとって生きるとはどういうことなのか、命の大切さ、尊さというものが分かるのではないか。そんな哲学をもって臨床医になれば少しでも名医というものに近付けるのではないか、そう思った。二、三年、死の学問である法医学をやってみよう。臨床医になるのはそれからだ。そう決意し、父に伝えると、「医者は金儲けではない」と常々言っていた父も喜んでくれた。

そして大学の法医学教室に入った。大学では動物を使って主に実験をやっていたが、なんとなく自分に合わない気がした。そこで、監察医務院に入り、事件の現場で、検死や解剖を行う監察医になることにした。


死体から真実の声を聞きとる、それが監察医の仕事である。死んだ人と会話できるようになったのはいつの頃だっただろうか。

人は言葉だけで会話しているのではない。相手の身になり、神経を研ぎ澄ませて聞こうとすれば、何を言いたいのか、真意を読み取れるのである。それができるようになったのは、監察医になってから三年ほど経った頃だったと思う。

「今、死体と会話ができているな」と初めて感じた時の感覚は今でも忘れられない。そして死体と対話できるようになると、この仕事にますますのめり込んだ。

最初は二、三年と思っていたのが三十年も続けることになったのだった。

そして自分が医者であるという認識も薄くなっていった。子どもが風邪をひいた時に、「医者に診てもらえ」と妻に言うと「何言ってるの、あなた医者でしょ」と言われ「あっ、そうだった」と気付くありさまである。

「毎日死体を診るなんて大変ですね、気持ち悪くなったりしないのですか」と聞かれることがある。

しかし、考えてみると私にはそういう意識がなかった。まず死んでいる人を扱っているという感覚ではなく、普通の医者が患者さんを診る感覚だった。話さない死体と向かい合って、丹念に体を見ていけば、私はこういう状況で死んだんですと語り出す。

私が扱う死体は、生きているのである。

生きている人と違うことは、喋らないということだけだ。

だが、生きている人が喋ることには嘘がある。しかし、喋らない死体は嘘をつかない。

もの言わぬ死体から、死んだ原因を探り出し、死者の生きていた時の人権を守る。そして事故死なのか、自殺なのか、はたまた他殺なのかを見極め、その事件の背景や死んだ原因を探る。「なぜ死んでここにいるのか」「死ぬ間際はどのようであったのか」。

解剖結果から、多くのことが分かる。例えばこういう特徴のある人は、心筋梗塞で死ぬ。あるいはこういう人は、脳出血で死ぬという傾向があることが分かってくる。

そのデータを生きている人たちに還元すれば、予防医学へと繋がる。だから臨床医ではなくても、大きく見ると、監察医として医学に貢献しているんだと思える。私はそんな監察医の仕事にプライドを持ち情熱を注ぐことができた。天職だった。

確かに、毎日死体と向き合い、目を伏せたくなるような無残な死体や子に死なれ泣き叫ぶ母親などを見ると、精神的にも辛い時がある。また、死因がなかなか分からず、思い悩むこともある。だが、辞めたいと思ったことは一度もない。社会に貢献できる仕事であり、その中に働く意義ややりがいを見出せたからだと思う。

今の若者は就職してもすぐに「おもしろくない」「つまらない」といった理由で仕事を辞めてしまう人が多いと聞く。しかし、仕事というのは一、二年ぐらいでおもしろくなることはない。つまらないと思いながら仕事をしていると、マイナスなことばかり考えて、その先にある楽しいことやおもしろいことが見えなくなる。

どんな仕事にも楽しい面と苦しい面がある。充実感に満たされる時もあれば、努力が報われない時もある。

簡単にあきらめず、もうひと踏ん張りしてみてほしい。そうすることでその先にある楽しさと出会い、仕事の中に自らのやりがいや生きがいを見出せるはずである。

刑事の涙

忘れられない事例がある。

現場である、木造アパートの一室に行くと、小学六年生くらいの男の子と、小学二年生くらいの女の子の兄妹が母親の死体の前で呆然と立っていた。女の子の髪はきれいに切りそろえられてはいたものの、真冬の寒い時期だったにもかかわらず、薄いTシャツを着ていた。男の子はというと、シワシワのシャツに、つぎの当てられたズボンをはいていた。

数年前に父親が事故で亡くなり、その後母親が女手ひとつで幼い二人の子どもたちを育ててきた。その母親が子どもたちの前で突然死した事例であった。

死亡した母親は、何年も着ているのだろう、毛玉がたくさんつき、ところどころ虫にくわれた跡のあるニットを着て、ロングスカートをはいていたが、検死をしなくても体の細さが見てとれた。

部屋はがらんとして物がほとんどなく、全体的に薄暗く、生活苦が見てとれた。あるのはちょうど三人座れるほどの卓袱台と、たたまれた一組の布団くらいだった。この布団で三人が寝ていたのだろうか。流しには、洗いかけの食器が三つ残っている。よく見ると、その食器にはいくつも欠けた跡があった。

そんな殺風景な部屋の片隅に、黒と赤のランドセルが置いてあるのが目に入った。母親が子どものために苦労して働いたお金で買ったのであろう。自分が痩せ細ってしまうくらい楽ではない生活の中でも、子どもたちには新しいランドセルを何とか買ってあげたいという親心に胸が打たれた。

何もない部屋の中で黒と赤のランドセルが、やたら目立った。

二人は、横たわる母親の死体の前に立っていた。兄である男の子が妹の手をぎゅっと握りしめていた。

そして状況を呑み込めず「おかあさんはどうしたの？　病気？　何で寝ているの？」と泣きそうな顔で心配そうに尋ねる妹に対し、「大丈夫だから。大丈夫だから、心配しなくていいよ」と兄である男の子が繰り返し答えている。

「おかあさんが変」という男の子からの知らせを受けた隣人が通報したらしい。男の子は、涙を見せず、母親が亡くなった様子を淡々と刑事に話している。女の子は動かなくなった母をどうとらえているのだろうか。口をつぐんで兄の傍らに佇み、集まってきた私たちを不安そうに見ている。

この家族には親戚がないのか残された二人の子には、まったく身寄りがなかったようだ。母親が死んで、二人だけになってしまった。

男の子は泣いてこそいなかったが、どうしていいのか分からないという困った表情をしていた。お母さんがいなくなって、本当にこれからどうやって生きていけばいいのだろう。不安でいっぱいのはずなのに、妹のことを気遣う兄の姿に胸が締め付けられる思いだった。

男の子に話を聞いていた刑事が、話の途中で「ちょっと」と言って、突然その場から離れた。

刑事が泣いている。

「あまりにかわいそうで。うちにも同じくらいの子どもがいまして」と目を真っ赤にしているのである。普段感情を表に出さない刑事でも、残された兄妹と自分の子どもの姿を重ねてしまい、こみあげてくるものがあったのであろう。

刑事の涙を見たのは、この時が最初で最後であった。

検死の結果、母親は病死と分かった。懸命に働きすぎた過労死のようなものだった。男の子から聞いた話では、どうやらいくつかの仕事をかけもちして朝から夜中まで休みなく働きに出ていたらしい。時には明け方に帰ってくることもあったという。

男の子はいつも母親が帰ってくる音に聞き耳を立てていた。そして、ドアのガチャという音がして初めて深い眠りにつけるのだった。

「警察の人もいるし、区役所の人もいるから大丈夫だよ、何も心配することはない」と男の子に伝えた。何をどうしていいか分からず呆然としている幼い子どもに、「検死が終わったよ。これが診断書だよ」などと従来通りのやり方で診断書を渡して帰るなんてことはできない。

区の民生委員を呼び、この子たちが安心して今後も暮らしていけるように面倒を見てほしい、どうか頼みますよ、とお願いして次の現場へ移動した。

あの時からもう四十年以上経つ。

今でもふと、あの兄妹はどうしているかと思い出すことがある。兄妹のおぼろげな姿と同時に、黒と赤の二つのランドセルが鮮やかによみがえってくる。民生委員と刑事に連れられ、日暮れの中を手を繋ぎ、とぼとぼ歩く兄妹の後ろ姿が忘れられない。悲しい運命に遭った幼い子どもたちが、無事に成長し、どうか幸せに暮らしていてほしいと願うばかりである。

不安のない生活が保障される国になるために、必要なことは何だろうか。

夫の献身愛

近所でも評判の仲のよい夫婦がいた。

毎日二人で庭の草木の手入れをし、晴れた日には二人で連れ添って散歩に行く姿が見られた。近所のスーパーでは、二人で品物を手に取って、楽しそうにじっくりと選んでいる姿がよく目撃されていた。

しかし、五年前に妻が脳梗塞で倒れ、その後遺症で半身不随になった。すでに退職して家にいた夫は、妻のために食事の世話から下の世話まで全て一人で介護をしていたのである。

朝起きたらまず食事を作る。おはしが持てない妻に食べさせ、その後おむつを換える。妻が寝ているベッドのシーツも毎日換えた。汚れたら衣服を着替えさせ、優しく語りかけながら妻の髪にくしも入れた。さすがに毎日とはいかなかったが、二日に一回は、お風呂にも入れた。女性とはいっても、妻を支えて持ち上げて運び、お風呂に入れるのは大変だった。

病気になる前は近隣付き合いもあったのに、妻が倒れてからはめっきり外出することもなくなり、夫は姿を見せなくなった。心配した近所の人が家の様子を見に行っても応答はなく、窓も閉め切っており様子が分からない。

この夫婦には子どもがいなかったから、他に頼る人もいなかった。夫は真面目な人だったのであろう。自分一人で妻を看ようと全てを抱え込み、行政に助けを求めることもなかった。

五年間の介護の末、わずかだった貯金も底をつき、彼の疲労も限界に達した。検死現場に行ったら、歩けるスペースがないくらい家の中が散らかっていた。日々の妻の世話に必死で、家を掃除するという気力もなかった。この五年間で夫は、顔色も悪くなり痩せ細っていった。もう自分一人では妻は看られない。限界だ。ここで私が倒れたら誰が妻を介護してくれるのだろうか。妻をおいて自分が先に死ぬことはできない。妻が先に死んだら、自分は楽になるかもしれない。いっそのこと妻を殺してしまおうか。でも、そんなことはできない。夫は毎晩苦しんだ。悪夢を見るようになり、うなされた。眠れなくなった。そして苦しみ抜いた結果、夫は、妻を殺して自分も死のうと心中を決意した。

妻は浴槽の中で溺没《できぼつ》の状態で見つかった。夫は睡眠薬を飲んで自殺を図ったが、たまたま心配して様子を見に来た近所の人に発見されて一命を取り留めた。意識を取り戻した夫は、警官に妻のことを聞かれた。夫は病室のベッドで窓の遠くを見ながら、「自分が妻を殺しました」と静かに、しかしはっきりとした口調で自白した。

しかし、妻を検死してみると、その痩せ細った手首に、夫の手の跡がくっきりと残っていたのである。それは妻を殺そうと溺れさせるために押さえつけた跡ではなく、むしろ引っ張り上げた時にできる手の形の跡だと分かった。

本当のところを夫に問い詰めた。「毎日世話をする生活に疲れ果てて、妻に早く死んでほしいと思うようになっていた」と泣き出した。「目を離したすきに溺れている妻を見て、急いで助けようと引っ張り上げたんです。でも持ち上げよう

とする私の手を、妻が唯一動かせる右手で振りほどいたんです。その時の口は
『あなた、もういいです』と言っていた」と、両手で顔を覆いながら嗚咽した。
高齢社会に即した福祉政策の充実が望まれる。

涙で運転ができない

私は三十年にわたり二万体の死体と対面してきた。検死には切ない体験をさせられることが多いが、本当に検死に行くのが辛いのは、子どものケースである。嘆き悲しみ、号泣する家族の側で行うことがほとんどなので、こちらも穏やかな気分ではいられない。

ある交通事故の現場に行った。

道路に車が横転し、窓が割れてガラスの破片が散乱する中、歩道の片隅にしゃがみこむ母親と抱きかかえられた子どもの姿が目に入った。子どもは、脳が飛び出して顔がつぶれてしまっている。

母親はかくも無惨に顔から血を流す子どもを抱きしめている。

「ママって呼んで、お願い、起きて、起きて！」と泣き叫ぶ声が響いている。やじうまも多数集まっている現場に、その悲痛の叫びがこだまする。
母親の姿と叫びを聞いて、本当に胸が張り裂けそうな思いだった。

数多くの検死で慣れというのもあり、ほとんどの場合冷静でいられるが、子どもの検死は例外である。子どもに先立たれた母親の嘆きには、凄絶な母性を感じる。見るに耐え難いものがある。つい、私も胸がいっぱいになってしまった。

母親は、死んだ子どもをずっと抱きしめて離さない。検死をするからと言って、子どもを引き離すわけにもいかない。あきらめて引き揚げることにした。子どもの場合、検死できずに、翌日出直すことにして現場を引き揚げたことは一度や二度ではない。

検死を終え帰りの車中は、いつにも増して重い空気だった。監察医は、補佐と、運転手の三名で現場に赴く。

突然、運転手が道路の脇に車を寄せて停めた。一日に四、五件の事件・事故現場に行き検死をするのが普通で、現場から現場へと分刻みで動いているので、寄り道をすることはめったになかった。

車の調子が悪くなったのかと思い、「どうしたんだ?」と運転席を覗き込むようにして聞いた。

「すみません、涙があふれてきてよく前が見えなくて」と言ってメガネをはずし、目頭を押さえているのである。

「あの母親の気持ちを思うと……」と言って大きなため息をつき、涙を手でぬぐった。

やはり、私だけではない。子どもを目の前で亡くした母親の嘆き悲しむ姿を見ると、どんな人間でも思わず涙が出てしまうほど辛い。

特に、同じ歳くらいの子どもがいる親は、自分の子どもと重ねてしまい、さらにいたたまれなくなるのだろう。

しばらく車中には運転手の鼻をすする音が聞こえていた。
やがてエンジンの音が響いた。
また、次の検死現場へ向かったのである。

炎の中に

母親は子どもを本能的に守る。何度もこのように感じる事件に遭い、その思いを確信し、私の著作の中でも何度か述べていることである。

特に火災現場で見る、母親の子どもへの愛というのは壮絶なものがあった。

火事で燃えさかる家の中に、母親が取り残された子どもを助けに行く。行ったらあなたも死ぬからと言って消防士が必死で止めているのにもかかわらず、消防士の手を振り切って子どもの名前を叫びながら、家の中に飛び込んでいく。

そうやって助けに行ったが戻ってこれず、子どもと一緒に折り重なった状態の焼死体で見つかることも多かった。何度もそういう検死に遭遇した。

焼死体というのは、その人の原形をとどめていない。当然のことながら、表面は焼けこげている。激しく焼かれて、炭化して真っ黒こげの状態になっていることともある。性別が判断できないほどである。歯の形は残るので、少しは見分けがつくが、ほぼ難しい状態である。そして、焼死体は焼かれているため普通の死体より小さくなってしまう。実物よりも小さく、黒こげなので、さらに身元が分かりづらい。

検死に行った火災現場で、玄関で倒れている母と子どもの焼死体を見た。あと、ほんの数センチで外に出られるというところで、二人は重なるようにして死んでいた。助けようと飛び込んだ母親が、寝ている子どもを抱いて必死で外に出ようとしたが、あと一歩のところで息絶えて焼死体になってしまった。そんな死体を見て、胸が詰まった。

二〇〇一年、JR新大久保駅でホームから線路に転落した男性を助けようとして飛び降りた韓国人留学生と日本人カメラマンの男性の三人が、進入してきた電車にはねられて死亡するという事故があった。助けようとした二人は、電車とホームの間に挟まれ亡くなった。

電車とホームに挟まれた体は内臓がグチャグチャになる。体はどこも切れたりしていないが、擦過傷《さっかしょう》が挟まれた場所に帯状につく。その場合は内臓破裂か脊髄損傷で即死する。

当時は多くの報道がなされ、目の前で起きた転落事故から見知らぬ人を救おうとして巻き添えになった若い命に哀悼の渦が広がり、二人の男性の勇気は多くの人々の心を揺さぶった。

韓国人留学生は、大学院進学を目指して日本へ勉強しに来ていたという。普通、異国の地で暮らす時、文化の違いから言葉の不自由や孤独で心の壁を作りがちだが、彼は異国の地で、見も知らぬ人が線路に落ちたところを救おうと、カメラマンの男性と一緒にためらうことなく飛び降りている。

自分が同じような状況になった時、飛び降りて救うことができるだろうか？ややもすれば、自分も巻き添えになって死に至るかもしれない。そんなことを考えると、二の足を踏んでしまうのではないか。

悲惨な事件の多い中、新大久保の事故の二人の男性は、命の尊さを知っている人たちだった。自分も死の危険があるのに、子どもを助けようと自ら炎の中に飛び込んでいく母親の愛に通ずるものがある。

自分の命を犠牲にしてまで他人の命を助ける必要はないだろうが、現代の日本人が忘れている命の尊さを教えてくれたという点で、多くの人の印象に残っている事故であると思う。

偽りの発表

家族が亡くなった身内の死因の詳細を周囲に発表しないことはよくあることである。

監察医である私が「自殺」を「病死」と偽って診断書を書けば法律に反するが、家族が「自殺」を「病死」と言っても問題はない。

私が現職の時は、有名人などの遺族が「自殺した事実を隠したいから、病死と書き換えてもらえないか」と頼んでくることが何度かあったが、「申し訳ありませんがそれはできません」ときちんとお断りしたものだ。

しかし遺族が世間に対して偽りの発表をしても、それは何の差し障りもないことである。

有名な歌手が突然、若くして亡くなった。全国的に顔を知られた女性だった。

ある真冬の夜、酔っ払って泥酔状態だった彼女は、マネージャーと共に自宅に戻った。彼女を寝かした後、寒かったので、マネージャーは暖房をつけたままにして帰った。

翌日、仕事へ向かう時間になっても出てこないのをマネージャーは不審に思い、部屋へ向かった。インターホンを押しても返事がない。合鍵を使って中に入ると、異様な暑さに足が止まった。

暖房が故障して、室内は真夏のような暑さになっていた。その中で、彼女は死んでいたのである。

真冬であったのに、かなり腐敗が進んでいた。そしてアルコール臭がした。検死後解剖すると、泥酔状態での嘔吐による窒息死だと分かった。

有名人であったから、マスコミが殺到し、死因について聞きたがっていた。

唯一の身内であった彼女のお兄さんに、そのまま死因を伝えた。しかしお兄さんは、酔っ払って吐いたことによる窒息死の事実を公表することは妹がかわいそうだと言って、正直に伝えることに迷っていた。

私は、お兄さんの気持ちもよく分かったので「脳出血によって嘔吐し、それが詰まってしまったということにすればどうですか」と提案した。


遺族は最後の死に方はきれいであってほしいと願う。

特に、自殺をした人の遺族はそうである。

だから、本当のことを言わずに病死とする人も多い。


有名人の突然死は世間の注目を集める。

そしてみな、なぜ死んだかという死因が気になるものである。しかし、有名人も人間である。

みな様々な事情を抱え努力しながら生きている。彼等を時として死にまで追いつめるのは世間ではなかろうか。

我々監察医は真実の診断書を交付するが、その後に遺族がどう伝えるかは遺族次第でよいのである。

隠された真相

ある精神病院で、入院して間もない患者が死亡した。病院側は家族に次のような説明をしたという。

「患者が突然暴れて騒ぎだしたので、男性の看護師が数人で取り押さえ、ベッドに寝かせて固定した」

「ひとまず患者の容態は落ち着いたのだが、夜間に急変し、急いで手当てをしたが間に合わなかった」

しかし、家族は病院側の説明に納得しなかった。息子は三十四歳で精神障害を患い入院した。でもその他の面では病気もなく元気だった。それなのに突然死ぬなんておかしい、納得がいかないと主張したのである。しかし、病院の対応は冷ややかであった。

結局このケースは変死扱いになり、大学で司法解剖することになった。数カ月後、死因が確定したので家族は執刀医の説明を受けた。「心臓発作を起こした急性心不全、つまり病死である」とのことであった。やはり家族はどうしても納得できず、弁護士に依頼し、死亡までの経過を調べてもらうことにした。

執刀医は簡単な解剖記録に説明書をつけて、弁護士に提出した。しかし弁護士も家族も、医療のことに関しては素人だから分からない。そういうわけで、私に相談をもちかけてきたのであった。

解剖記録の中には、顔を写したカラー写真があった。赤褐色にうっ血し、まぶたの裏の結膜には多数の溢血点《いっけつてん》が出現していた。溢血点とはきわめて小さい点状の出血で、皮下出血などとは異なる。

出血は血管が破損し血液の成分が血管外に出ることであるが、溢血点は血流が渋滞を起こし、血管が膨らみ血管壁から赤血球がわずかに漏出した状態をいい、血管自体が破損したわけではない。小さいのは蚤刺《そうし》大《だい》、大きいのは粟粒《ぞくりゅう》大《だい》などと表現する。

執刀医の説明では急性心不全の発作のために、顔面はうっ血し結膜に溢血点が生じて急死したとされている。そこで私はもう一度カラー写真を丹念に見直した。溢血点は粟粒大である。病的発作の溢血点はほとんどが蚤刺大であるから、それよりはるかに大きい。

これはやはり病死ではないかもしれないとにらみ、溢血点に関する私の見解を家族と弁護士に伝えた。それでは「首を圧迫された窒息死でしょうか」と、病院側の見解に反論できる手がかりが得られたかのような面持ちで、家族は私に言ったのである。

写真には首も写っていたが、紐や手で圧迫したようなはっきりとした痕跡は見当たらない。解剖所見にも頸部の異常についての記載はない。しかし、断言はできないが、溢血点から考えると病的発作の急死ではなく、窒息死の可能性が高いように思われると、説明した。あくまでこれは私個人の見解だから、他の法医学者の意見もお聞きになった方がよいと思うと、念のため付け加えておいた。

弁護士は早速、ある大学の法医学教授に資料を持参し、相談した。しかし、その教授に、「執刀医は解剖し診断しているので、正しい判断だ。急病死でも溢血点は出現するから、上野先生の見解はいただけない」と言われたそうだ。

それを聞き、おかしいと思った。なぜこの教授は法医学に携わりながら溢血点の大きさの違いが分からないのだろう……。だが、よく考えてみるとそれは当然なのかもしれない。

実際、大学は殺人事件のような司法解剖しかやっていない。病死や自殺、事故死などの解剖経験がないから、溢血点の大きさの違いまでは、気付けないのだ。監察医は元気な人の突然死をはじめ自殺、他殺、災害事故死など不審不安のある死亡は全て検死、解剖しているので、経験の差は歴然だ。

とはいえ、残念ながら裁判になれば、「法医学書に急病死でも溢血点は出現する」とあるから、いち監察医の見解よりも大学教授の鑑定が優先される可能性が高い。だから私の主張は採用されず、裁判は負けるかもしれない。

しかし、その弁護士はあきらめなかった。近くにある別の精神病院の医師に、この事案の相談に行ったところ、若い医師が対応に出てきた。その若い医師は、偶然にも事故が起きた病院に、当直のアルバイトとして週に一回通っているそうなのだ。しかも、事件が起きたのは、ちょうどその医師が当直をしていた夜だった。

看護師に呼ばれたその医師が病室に駆けつけると、固定ベルトから患者の下肢がはずれていて、下半身がベッドからずれ落ち、首が胸の固定ベルトに引っかかって、首吊り状態になっていた。すぐに人工呼吸をしたが、間に合わなかったのだ、と真相を語ってくれたのである。

この医師の証言により、裁判は勝訴した。

弁護士から喜びの電話が入った。溢血点の大きさの違いから、事件解決の突破口を示してくれた先生の見解のおかげだと、家族からも大変感謝された。

この事件もまた死体が真相を語ってくれたのである。

私が日々思っていることは、先入観や固定概念にとらわれないことだ。実態をよく観察し、分析しなければ事実の解明はできない。科学は日進月歩で発展している。教科書の知識だけを鵜呑みにしていては、進化はない。

父子心中

将来を有望視された三十代の医者と、気立てがよくきれいだと評判の妻がいた。結婚してから一年後、待望の子どもが生まれた。男の子であった。しかし、その子どもは生まれつき脳に障害があり、重度の身体障害者であった。医者として夫は、子どもの顔を見て即座に障害があることが分かったが、彼自身、「なぜ私の子どもに障害があるんだ」と事実を受け入れられず、悩み苦しんだ。ましてや産み終えたばかりでほっと安堵している妻に、いつ事実を伝えるか悩んだ。夫は、医者に告げられる前に自分の口から、事実を妻に伝えた。妻は「ほかの子と何かが違うと思っていたけれど」と泣き崩れた。しかし、次の日には意を決したように「私が、がんばって育てます」ときっぱりと言った。

それから、彼女の子育てだけの人生が始まった。男の子は寝たきりであったから、全て母親が面倒を見なければいけなかった。ご飯を食べさせ、子どもを抱えてトイレまで連れて行き、車いすに乗せて散歩させ、一人でお風呂にも入れた。その合い間に掃除、洗濯などの家事もした。

医者の夫は、毎日の診療で忙しく、彼女を手伝って一緒に子どもの面倒を見ることができなかった。全て妻任せであった。当時は、それが当たり前の時代であった。

妻は寝たきりの子がいて、日々、育児と家事に追われていたが、やはり我が子の成長はかわいく感動に満ちていた。特に障害があるために小さなことでもできるようになると嬉しかった。それが彼女にとっての生きがいだった。

苦難がありながらも平穏な毎日が過ぎていった。しかしそれから三十年後に、悲しい事件が起きた。

医者の夫が、夜中寝ている我が子に、エーテルを嗅がせて意識不明にさせ、首を絞めて殺したのである。

その前に父と子の間に何か特別な事件があったわけではない。子どもの介護疲れで、母親がそそのかしたのでもない。日々忙しくて子どもと触れ合っていない父親が子どもを殺害したのである。

障害のある子どもを絞め殺したあと、その医者は、自分も大量の睡眠薬を飲んで自殺を図った。しかし、物音に気付き、目を覚ました妻に発見され、すぐに病院に搬送されて命を取り留めた。

妻は、我が子を殺した夫が理解できなかった。医者としても優秀で、夫としてもいい人だと思っていたし、障害のある子どもを持ち、大変な苦労もあったけれど幸せな家族だと思っていた。なのになぜ我が子を殺して、自分も死のうとしたのか。

夫は言った。

「もし、私と障害を持った子どもがいなければ、妻は残りの人生を謳歌できるであろう。子どもが生まれてから三十年間、妻は子どもの世話だけに明け暮れている。自分の人生を歩んでいない。あまりにも不幸だ。誰にも縛られず自由になって、残りの人生を自分の好きなことをして生きてほしい。これからは妻自身の人生を送ってほしい。そのために、我が子と無理心中をした」

夫は涙を流しながら言い、妻に詫びた。

妻も共に涙を流した。二人は手を取り合って自首した。

妻と子どもを愛するがゆえに起きた父子心中事件だった。もっといい方法があったにしろ、夫の気持ちを思うと、胸が熱くなる。

コインロッカーベイビー

子どものことを思っての親子心中事件について語ったが、その一方で、親の自分勝手な子殺しというのもいくつも遭遇した。

何度か、捨てられた赤ちゃんの司法解剖をしたことがある。

それは渋谷駅のコインロッカーで見つかった。保管期間を過ぎたので、ロッカーを開けて入っていた紙袋を回収した。異臭がした。開けてみると、生まれたばかりと思われる男児の遺体が入っていた。発見した係の人はさぞ驚いただろう。赤ちゃんはわずか五十センチほどだった。本当に生まれて数時間という赤ちゃんだった。風呂敷に包まれていた。密室の中に入れられていたので体がどす黒く変色し、腐敗し始めていた。

せっかくこの世に生まれてきたのに、わずか数時間しか生きられなかった赤ちゃん。まだ何も見えず、泣くことしかできない赤ちゃんでも、本能的に何かを感じることはできる。彼が感じたのは恐怖と不安だけだったのではないか。こんなにも小さくて愛しい命を捨ててしまうというのは、親の身勝手な殺人でしかあり得ない。

このようなケースは若い未婚女性に多かった。望まぬ妊娠をしてしまい、産んでも子育てができない。人知れず妊娠・出産したもののどうしていいか分からずもて余し、最後には邪魔になり捨てる。

あまりにも命というものを粗末にしすぎる。

このような赤ちゃんたちは、死んで生まれてきたのか、生後に死んだのかを明らかにしなければならない。死産児なら死体遺棄罪、生産児なら殺人罪になる。違いは大きい。監察医として、死体から聞かなければならない。

このどちらかを判断するには、検死だけでは分からないので解剖を行うことになる。死体から取り出した肺を水の中に入れる。死産児だと一度も呼吸をしていないので肺の中に空気が入っていない。だが、生産児は一度でも呼吸をしているので肺は浮く。だから、肺が浮けば生産児、沈むと死産児ということになる。

コインロッカーの男児は、生産児と判断された。

産んでも育てていけない、放置したら死ぬかもしれないと考えそのまま放置したのか、もしくは、殺意を持って口をふさいで窒息死させたのかもしれない。どうやってこの子が死んだのかは分からないが、かけがえのない小さな命を命とも思わないようなことがあってはいけないと強く思いながら解剖しているのである。

二〇〇七年、赤ちゃんポストというものが熊本県の病院に設置され、話題を呼んだ。捨て子を容認するのかなどといった議論が繰り返されてきたが、捨てられてしまう運命の幼い命を救えるのなら私は賛成である。

ただ欲望と快楽にまかせて性交渉をし、その結果生まれてきた子を無責任に物のように捨てることは断じて許されないが、やむを得ない事情があって赤ちゃんを育てられないこともあるかもしれない。泣く泣く別れる母親もいるだろう。もう少ししたら迎えに来るからね、と言って涙を流して置いていく母親もいるかもしれない。そのような人にとっては、このポストは救世主となり、それにより救われる幼い命もあると確信するのである。

そして、二度とコインロッカーベイビーなどが生まれないよう、社会の仕組みも変えていかなければいけないと思うのである。

分娩

妊婦が布団の中で寝たままの姿で死んでいた。

発見したのは一週間の出張から帰宅した、夫だった。

結婚五年目にしてできた待望の赤ちゃんだった。夫の母親から「子どもはまだなの」と何度となく言われていた。妻は義母の何気ない言葉に傷つき、重圧を感じていた。

しかし、なかなか妊娠できなかったので自分は子どもが産めない体なのかもしれない、と半ばあきらめていた時だった。

いつものように夫が仕事から帰り、着替えていると「あのね、実はね、赤ちゃんができたの」と背中ごしに妻が言った。突然の報告に夫は驚き、「えっ、ほんとか」と妻の方を振り返ると、妻は本当に幸せそうな顔で「うん」と言った。涙が自然にこぼれてきて、二人で手を取り合って泣いた。その夜、夫は自分が父親になると思うと嬉しくて、なかなか眠れなかった。

それから毎晩二人で、お腹の中の赤ちゃんに話しかけた。夫は、妻のお腹をさすり、赤ちゃんがお腹を蹴る音や心臓の音が聞こえないかと毎晩お腹に耳をあてた。それが仕事で疲れて帰ってきた家でのいちばんの楽しみであった。妻は赤ちゃんが男の子でも女の子でもいいように、と言って白い毛糸のセーターを編んでいた。幸福な日々だった。


仕事でトラブルがあり、夫は地方の取引先へ一週間の出張に行かなければいけなくなった。毎晩楽しみにしていた子どもへの語りかけが一週間もできなくなり残念だったが、出張先で見た景色やおいしかったご飯の話をしようと楽しみに帰宅した。

玄関を開けて、少し変な臭いがするなと思った。「ただいま」と言っても、いるはずの妻からの返事がない。部屋も真っ暗である。買い物にでも出かけたのかなと思い、寝室の扉を開けた。

すると妻が布団の中で寝ていた。気分でも悪いのかと思い、近寄って触ってみると、氷のように冷たくなっていたのだった。

「妻が死んでいます」との通報を受けた警官がすぐ駆けつけ、現場検証をした。「明日の午前中には監察医の検死があるから。そのままにしておいてほしい」と、警官は呆然と立ち尽くしている夫に言った。夫は現実を直視できないような無表情であった。

うだるような真夏の日であった。

私が現場に出向いたのが翌日の午後であった。

木造のアパートの二階だったが、階段を上がった瞬間に悪臭がした。部屋に入ると、うっと鼻をつく腐った臭いが立ち込めていた。昨日検証をした警官が「昨日はこんな臭いはしなかったんです」としきりに汗を拭きながら言う。

妻が寝ている床の掛け布団をはぐと、巨人のように膨らみ、腐敗したように、赤黒く変色していた。もはや誰だか見分けがつかないほどになっている。警官は口を押さえながらその姿に驚き「昨日と全く違います」と焦っている。

夏の検死現場ではよく経験することであったから、特別驚くことはなかった。「検死をするから服を脱がすのを手伝ってくれ」と警官に頼み、補佐と警官が着ていた着物の帯をほどいた。すると、股の間に何か黒い塊のような物体がある。「わっ」と言って警官は驚いた。「なんだ、これは」と私も驚き、その黒い塊をよく見た。

「腐敗した胎児じゃないか」と言うと、「えっ」と警官が後ずさりした。へその緒は母親である彼女と繋がっている。

「昨日は母親一人でした。この胎児はいませんでした。死体が子どもを産むなんてこと、あるんですか」と警官が興奮した様子で言う。

私も実際、自分の目で見るのは初めての経験だった。死後の分娩と言われるもので、子宮や腹腔内に大量の腐敗ガスが発生し、溜まると子宮が反転して死亡した胎児が母体外に出されることがある、というのは勉強したことがあった。今でここのようなことはないが、昔はクーラーなどあまりない時代だったため、夏の暑い時に死体を数時間放置するだけで腐敗が早く進行し、起こり得ることであった。

「私も数十年監察医をしてきたが、こういう経験は初めてです。珍しいことです」と言って、死後の分娩の説明を警官にすると、子ども殺しや死体損壊とは違うことが分かり、少し安心したようであった。

「先生、母親は死んでも産む力があるんですね。いや、本当に驚きました。これこそ人間の生命力の底力というものなのじゃないでしょうか」と興奮冷めやらぬ様子であった。


結局、持病の心臓病による病死と判明したが、子どもの誕生を心待ちにしていた、残された夫のことを思うと不憫でならなかった。

死後の分娩は医学的に説明できることなのだが、警官が言った「母親の死んでも産む力」というのが本当のような気がしてきてしまうのであった。

虐待

今回の検死は小学校低学年くらいのまだあどけない男の子だった。子どもの検死はどの監察医も嫌がる。やはり幼い子どもの死体を見るのはいくら仕事とはいえ辛いからだ。

東京都二十三区内に変死が発生すると、まず警察に届けられる。警察ではその事件の内容を把握した上、我々がいる監察医務院に検死の依頼が来る。監察医と補佐と運転手が日ごとにチームを組み、刑事や立会官などと共に死体のある現場へ急ぐ。そうして検死が始まる。

死因が検死だけで分からない場合は、遺体を監察医務院に送り、解剖当番の監察医が解剖する。検死と解剖は交代制で行う。

警察から、検死する遺体は「六歳の男子」などという情報が入ると、現場に向かう足取りが重くなるのは事実である。

男の子の死体と対面した時、まずその男の子があまりにも痩せ衰えていることに驚いた。真一文字に口を結んでいる。その表情を見て、どのように死んでいったかきちんと真相を解明しなければならない、という気持ちになる。

私は検死を始める時、いつも必ず両手を合わせ、遺体に黙とうをしている。まず彼に向かって、気持ちを込めて祈った。

明らかに児童虐待であった。体のあちこちに痣と傷があった。煙草の火を押し付けられたような火傷の痕もいくつもあった。古い傷もいくつかあったから、かなり長い間虐待を受けていたことが分かる。

この男の子は母親が十七歳の時の子どもで、生まれたばかりの時は子どもと二人で生活していたが、最近になって母親に年上の恋人ができたらしい。母子はその男と一緒に暮らし始めた。その頃から母親の様子が変わった。

近所の人が挨拶をしても彼女は目を合わさず、うつむくようにして去っていくことが多くなった。いつも手を繋いで出かけ、人当たりのいい母親で、近所でも評判の仲のよい母子であったのに、その男と同棲し始めるようになってから母子で出かける姿は見られなくなった。

そのかわり、男が声を荒らげて叱る声がしょっちゅう聞こえるようになった。「ふざけるな」という声や、「ごめんなさい」という子どもの泣き声、「やめて」という声、ドスンという大きな音も近隣の住民が聞いている。ベランダに出され「お母さん、お母さん、入れてよ」と言って、窓ガラスを叩きながら泣いている男の子も目撃されている。

元気な人懐っこい子どもだったが、通っていた小学校でも口数が少なくなり、一人でいることが多くなった。

ある時、近所の中年男性が、ポツンと道端に座っている男の子を見つけた。声をかけようと男の子を見ると、頬がはれて傷付いているのに気付いた。

「その傷どうしたの。誰かにいじめられていない？」と尋ねると、「僕が悪いことをしたからお父さんに叩かれたの。でも僕が悪いことしたからなんだよ。お父さんもお母さんも悪くないよ」と笑顔で答えたという。

実の父親を知らない男の子にとって、彼が初めての父親だった。叱られ、叩かれ、厳しく冷たい父親を、気丈にもかばったのだ。

しかし、男の子への虐待は繰り返されていた。


数日後、彼は頭に強い衝撃を受けて起こる急性硬膜下血腫で亡くなった。

「ご飯を残した」という理由で正座をさせられ、父親に頬を殴られていた。それも何十発も、一時間以上にわたって行われたという。お腹を蹴られたりもしていた。それが日常茶飯事に行われていた。

それを母親は怯えるような目で見ているだけだった。

逮捕された父親は、しつけの一環だと言って悪びれる様子すらなかった。

もしかすると母親も男から暴力を受けていたのかもしれない。それは分からない。何の罪もない子どもに暴力を振るうことは言語道断だが、それを止めずにそのままにして死なせた彼女も同罪である。

最近、児童虐待の疑いがあっても、学校や行政は踏み込んだ対応をせず、その結果子どもたちのSOSのサインを見逃すことが多い。

親から暴力を受けている疑いがあるという近所の人の通報を受け、行政がその家庭を訪れる。しかし、父親から「そんなことはやっていない、この傷はしつけのためにやっただけだ。もう二度としない」と言われると、「そうですか」とそれを鵜呑みにし、それ以上追及することをしない。

学校も行政も毅然とした対応で、もっと踏み込んで追及しなければならないと思うのだが、行政上は難しい問題なのであろう。

いかなる虐待を受けても、子にとって頼れるのは親しかいない。どれほど痛かったか。辛かったか。耐えるしかないそのような子を見ると、涙をぬぐわずにはいられない。

もう子どもの検死はしたくない。深々と黙とうする以外になすすべのない自分を情けなく思うのである。

おかあさんといきます

一行だけが書かれていた。

「おかあさんといきます」

母子心中の現場にあった遺書である。


心中したのはまだ小学校低学年くらいの女の子とその母親だった。薄暗いアパートの一室で二人が横たわっているのが見つかった。遺書は、その女の子が書いたものであった。まだきちんと書けない幼い字で書かれてあった。

そして、その女の子の遺書の隣の枕元には、母親が書いた「この子は一人では生きていくのが大変です。だから二人で死にます」という遺書も見つかった。美しい文字で書かれていた。

女の子は耳に障害があり、聞こえなかった。母親が子どもの将来を悲観したのであろう。耳が聞こえないから将来苦労する、私が生きている間はいいが、死んでこの子一人になってしまったらどうやって生きていくのだろう、一人では到底生きていけない、と日々思い悩んだ末の、死の選択であったのだろう。

閉め切った部屋でガスの元栓を開けた一酸化炭素中毒による心中事件であることは間違いなかった。しかし、この二つの遺書が問題であった。

二人が合意の上で心中をしたならば、母親も子どもも自殺としての扱いになるが、子どもが死ぬことに合意をしていないならば、母親が自殺で子どもは母親に殺された他殺となる。

この子は、自分の意思で自殺しようと思って「おかあさんといきます」という遺書を書いたのだろうか。筆跡から、この女の子が書いたことは間違いない。しかし、母親にこのように書きなさい、と強制されて書いたものかもしれない。しかし、それがどちらなのか分からない。

その判断は監察医と警察にゆだねられる。

この違いによっては、保険に入っていたら保険金の支払いなどが大きく変わってくるため、判断が難しい上に責任重大である。残された状況をきちんと判断し、見極めなくてはならない。


担当の警官と議論になった。

警官は「これはこの子が自分で書いたものだから二人とも自殺という扱い」という意見だった。

しかし私はまだ七、八歳の幼い子は「死ぬ」ということが何なのか、どういうことなのか分かっていないと思えるので、死ぬ意思を持って書いたのではないという意見であった。

「これからお母さんと一緒に逝くのよ」と言われたものの、この女の子はお母さんの言うことの意味が分かっていなかったのではないだろうか。

これが十五、六歳であれば、死ぬ意思があったとして遺書として認められるであろうが、まだ七、八歳である。

結局警官と話し合い、まだ成人に達していない子であるから遺書として認めないこととし、子どもは母親に殺された他殺、母親は自殺とされ、母子無理心中となった。

何歳になったら遺書として認めるのかという法律はなく、その場の状況で判断するしかないのである。

こういう事件にぶつかるといつも難しい判断を迫られる。


まだ改善しなければいけないことはたくさんあるが、今は昔に比べ福祉も見直され、障害があって生きることが難しいということは少なくなった。だが、昔は障害を持った子どもが生まれると親は前途を悲観して無理心中を図る事件が多く、私も何度もそのような状況での検死の経験があった。

この女の子はもしかしたら、お母さんと楽しいところに出かけられると思って無邪気に書いたのかもしれない。遺書とは思わずに。

子は親が思う以上に親を信じている。どんな親であれ子は親を頼りに生きているのである。

この女の子も母親を信じ切っていたのだろう。その姿を思うと、切なく思わずにはいられない事件であった。

こういう事件が起こるたびに、なんとかこのような親子を救う道はなかったのかと思わずにはいられなかった。

私は、どんな人間にもどんな生き方にも価値があると思っている。誰もが安心して暮らせる国であるよう、日本の未来に期待している。生きているだけで人間は尊い。

父の背中

私の父は医者であった。北海道の無医村地区で開業していた。そのため、もちろん父以外の医者はいない。だから、耳が痛いという老人がいれば耳や鼻も診たし、肌がただれたと主婦に言われれば皮膚も診たし、妊婦が産気づいたといえばお産にも立ち会った。

何科の区別などない、何でも屋の医者であった。

家が診療所と一緒だったから、夜中にドンドンと扉を叩き「先生、先生」と呼ぶ声で起こされることも多かった。「妻が産気づきました。早く来てください」という焦った声に父がバタバタと走って出ていく音を聞きながらもう一度眠りにつくことなど、しょっちゅうだった。

昔は保険制度がなかったから、治療費が払えず診療を受けられない人も多かった。私たちが住んでいた場所は、山や畑が延々と広がるような田舎であったから、みな貧しかった。

父は、そのような患者から診療代というものをほとんどもらわなかった。「先生、すみません。今お支払いするお金がなくて」と申し訳なさそうに言う患者さんに「金は払える時でいい。心配することはない」とよく言っていた。

昔、ジフテリアという病気が流行したことがあった。ジフテリアに感染すると、呼吸困難になり、同時に心筋障害、腎臓障害を生じて亡くなるという、死亡率が高い恐ろしい病気であった。その治療法として血清療法が開発され、これを注射すると劇的に治っていったが、その当時、その注射代は平均的な月給の二、三カ月分ほどの値段で、金のない人は治療が受けられなかった。

だから抵抗力の弱い幼い子どもがジフテリアにかかっても、注射代が払えないためになすすべなく亡くなることも多かった。感染した子どもを連れて医者のところに行き、「なんとかしてください」と母親が懇願しても、注射代を支払えない人は門前払いされた。

無論、父がいた地域にそんな代金を払える人はいない。しかし父は「金よりも命が大事だ」と言って注射を打っていた。「金儲けのための医者にだけはなるな」というのが父の口癖であった。その言葉通り、まさしく金儲けなんて考えたことのないような人であった。

そんな父であったから、もちろん我が家の家計は常に苦しかった。しかし、食べる物には困らなかった。母も畑で作物を作っていたし、治療代のかわりにと、患者が家の畑で採れた野菜や米を食べきれないほど持ってきたからだ。

私は四人兄弟だが、治療代をもらわずに診療する父に誰ひとり文句を言う者はいなかった。私たちはそれが当たり前だと思っていたし、周りも貧しかったから比べるものもなかった。

今思えば、母親は苦労することも多かっただろうと思う。「ちょっとは自分の子どもたちのことも考えてほしい」と思うこともたびたびあっただろう。しかし、母はそんな父に文句ひとつ言うことなく、育ち盛りの四人の子を抱え、毎日せわしなく働いていた。

私が旧制度の中学三年の頃、父と言い争いになったことがあった。

その時のことは今でもよく覚えている。父は、読書が好きだった。書斎はいつも書物であふれていた。診療のない時はよく本を読んでいた。

ある時、「おい、この本読んでみろ」と渡された本があった。それは河合栄治郎の『学生に与う』という本であった。父から本をすすめられることがそれまでなかったので、一体どんな本なのかと楽しみに読んだ。しかし、全部読み終わっても本の内容が全く理解できなかった。むしろ怒りを感じた。

この本には、国のためではなく、自分自身を大切にしろ、自分を磨き、その一人ひとりが社会を作るんだという個人主義・自由主義の思想が書かれていた。

その当時の日本は第二次世界大戦中で、祖国のために生きる、祖国のために自分の命を捧げる、という考え方が当然であった。そのように小さい時から学校でも叩きこまれてきた。自分たちのような若者は兵として戦地に赴くか軍需工場で働くかで、国のために命を投げ出すという選択肢しかなかった。つまりこの本のような考え方は危険思想と言われていた。

だからこの本に書かれていることは、中学生の私にとっては、信じられないような話であったし、何と非国民なことを言っているのかと怒りを感じたのである。そしてこのような不誠実な本を父がなぜすすめてきたのか、理解できなかった。

ある夜、診療を終えた父が「あの本読み終わったか。どう思った」と聞いてきた。私は「この本が言っていることは自分勝手な考え方でしかない。こんな考えでは日本は世界に立ち向かっていけないじゃないか。なぜ父さんはこんな本をすすめたのか」と声を荒らげ怒りを父にぶつけた。すると、父は厳しい口調で「お前の考え方は間違っている。国のために殉ずる、それも一つの生き方だが、このような考え方もあるのだ。今は理解することが難しいかもしれないがよく覚えておけ」と言った。そして、「お前がもし戦場に行っても、みなの一番最後についていけ」とつけ加えた。

私は、その一言に驚き「何言ってるんだ、誰よりも真っ先に出て戦って祖国を守るのがおれたちの役目じゃないか」とさらに声を荒らげた。

父は悲しそうな目をして私を見て、無言で立ち去った。中学生の私は、父がなぜそのようなことを言うのか理解に苦しみ、そんな父を腹だたしく思った。

それが、息子に生きて帰ってきてほしい、命を大切にしてほしいという思いから出た言葉だったと分かったのは、医者になってからだった。親の愛というものを強く感じた。

私は旧制中学の三年から学徒動員で軍需工場で工員として働いていた。あと一カ月で卒業という時に東京の空襲が激しくなり、息子の命の危険を案じた父親に北海道に強制的に呼び戻された。しばらくして東京大空襲が起きた。父の判断は正しかった。一瞬で私が住んでいた下宿先は全焼した。全て燃えてなくなった。だから、私は中学生より以前の写真は持っていない。

父はずっと北海道で診療所を続けていた。年中無休状態だった。診察に来られない人に対しては、助手の先生と一緒に巡回診療をしていた。黒い革製の重い診察鞄を持ち、家々を回った。私が医学生だった頃は、休みのたびに父を手伝った。父の黒い鞄を私が持ち、一緒に診療について回った。一体何が入っているんだろうというくらい、毎回その鞄は重かった。父が診察のために開けると、いろんな種類の薬と診療器具がたくさん入っていた。あらゆる患者さんを診ていたので、いろんな備えが必要だったのだ。

私が結婚して十年ほど経ち、監察医として忙しくしている頃だった。ある時、妻の弟が興奮した様子で家へ来た。「義兄さん、すごいことがあったよ」と言う。義弟が言うにはこういうことであった。義弟は建設会社に勤めていて、神奈川県の現場で技師として働いていた。ある時トンネル工事の現場に赴くと、労働者たちがみな煙草を吸いながら雑談しているところだった。義弟は一緒に煙草を吸いながら何気なく彼らの話に耳を傾けた。

「聞いてくれよ、おれ、この間神様みたいな医者に会ったんだよ」と労働者の中の一人が突然言った。「ここの現場来る前に、漁場の番屋にいて、漁の手伝いしてたんだよ。そしたら網で指をざっくり切っちゃってよ。どんどん化膿して膨れて、痛くて痛くて網も持てない状態になってさ」と言い、煙草の煙を吐いた。

「でもよ、金がないから医者にも行けないし、とりあえず手ぬぐい巻いてたんだよ。仕事も出られないし、この手が治んないとここも追い出されるな、これからどうやって食っていこうと途方に暮れててよ。やることもないし、海岸に座ってぼーっとしてたら、通りすがった白衣着たおっさんがよ、いきなりつかつか寄ってきて手ぬぐいを巻いてた俺の手をいきなりつかんで『その手どうした』って聞くんだよ。痛くて仕事に出られないって言ったら、『化膿してひどい状態じゃないか、このままだと指を切断しなきゃいけなくなるぞ、こっち来い』って無理矢理引っ張られて病院みたいなとこに連れてかれたんだよ」と一気に喋った。

「で、治してもらっても金が払えないって言ったら『そんなものは必要ない』とか言っておれに注射打ったんだよ。注射っていったら、俺たちの半年分の稼ぎくらいの金だぜ。払えないって言ってるのにそんな高いやつをいきなり打ってよ、『これでしばらく安静にしてろ、指切り落とさなくて済んだぞ』って医者が言うんだよ。そしたら本当に、治ったんだよ。普通に働けるようになってよ。俺は本当に一銭も払えなくてよ。でも治ったらその医者が『よかった、よかった』って喜んでくれたんだよ。命の恩人だよ。神様みたいな医者だった」と言った。

「それどこにいた時の話だよ」とその中の労働者が聞いた。「北海道の積丹町《しゃこたんちょう》だよ」と答えたので、何気なく聞いていた義弟は思わず「えっ、その医者って六十代くらいで背が高い人じゃなかったか」と聞き返した。「そんな感じだったな」と言うので「名前覚えてるか」と義弟がさらに聞くと「そうそう、上野って言ってたよ」と答えた。

「義兄の父親だ」と確信した義弟は興奮した様子で私に伝えに来たのだ。私もそれを聞いて、まさかそんなところから父親の話が出てくるなんてと驚いた。そして同時に父の行動に感動した。

後日、その話を父にしたところ、「そんなことあったたっけな」とそっけない返事であった。そういう人であった。

父からは、まさに人間性というものを学んだ。「医は仁術なり」というのが父の哲学であった。

私もその精神を持った医者になりたいと思っていた。私は死体の医者になったが、常にその精神を忘れないように努めてきた。

死体の真実の声を聞き、死者の人権を守る。死体の立場に立って考える。自分が選んだ道を、無我夢中で懸命に生きてきた。そしていまだに執筆や講演会あるいはコメンテーターなどで必要としてもらえる自分があるのは、父の存在があったからだと思っている。

父は、病気で入院する直前まで診療を続けていた。入院中に付き添っていた人が「売店へ行ってきますね。五分ほどで戻りますから」と本を読んでいる父に声をかけて出ていった。そのわずかな間であった。ベッドの背もたれに寄りかかりながら、本を開いた状態でそのまま眠るようにして亡くなっていた。

私もそんな最期を迎えたいと思うような、安らかな死であった。

父は町のために尽くしたということで名誉町民であったから、町葬をしていただいた。

私も、残り半生、父のようにやり残すことなく、大往生を迎えたいと強く思うのである。

君一人で逝かせるわけにはいかない

アパートで自殺した女性の死体が発見された、という連絡を受けて現場に向かった。しかし、道が渋滞しており、連絡が入ってから現場に到着するまで長時間かかってしまった。

通報を受けた警官はすぐに駆けつけ、遺体を確認した後、「四、五時間後に監察医と一緒にまた来ます」とアパートの大家さんに言って、部屋の鍵を預かった。

夕方、急いで駆けつけると警官が部屋の前で待っていて一緒に部屋に入った。しかし、その女性の横にもう一人男性が横たわっていたのである。

私たちは驚き、警官も「先生、部屋を間違えました」と焦って、開けたドアを閉めてもう一度部屋番号が書かれたプレートを確認した。だが教えられた部屋番号と同じで間違っていない。「やっぱり先生、ここで合ってますよね」と警官が言い、もう一度部屋に入ってみるとやはり男性が寝ている。警官が男性に「すみません」と声をかけて起こそうとした。しかし、返事がない。男性も死んでいたのである。

女性が自殺したと聞かされて向かった現場で、もう一人男性が死んでいたのである。

二十代前半くらいの女性にはきれいに化粧がしてあり、淡いピンクのワンピースを着て布団の中で死んでいた。睡眠薬による自殺であった。枕元には遺書が置いてあり「彼と結婚できないと生きている意味がありません」と書かれていた。そしてその隣にもう一通「彼女一人で逝かせることはできない。僕も一緒に逝きます」、男性が書いた遺書があった。

男性は恋人だった。愛し合っていたが、身分が違うという理由で女性の親が彼との結婚を反対していた。女性は本当に彼と結婚できなければ生きている意味がないと思ったのだろう。遺書を書いて睡眠薬を飲んで自殺した。

いつものように彼女の部屋を訪ねてきた男性は、そこで彼女が死んでいるのを発見した。「どうして」と唖然とし、彼女の死体の上につっぷして彼女の名前を叫び続けた。枕元に封書があるのを見つけた。開いてみると彼女がどれほどまでに自分を愛してくれていたのかが分かり、「彼女一人で逝かせることはできない、僕たちは天国で一緒になる運命なんだ。僕も今すぐ追いかけるから待ってろよ」と決意した。彼も遺書を書き、そして彼女の後を追い、青酸カリを服用し自殺を図った。

それが偶然にも、警官が最初に駆けつけた後、もう一度私と出直したわずか四、五時間の間のことだったのである。

もし現代だったら、反対している親の意見など無視して、二人で駆け落ち同然に結婚してしまうだろう。もしくは、結婚できないと分かるとさっさとあきらめ、次の相手を探すなど、昔とは比べものにならないほど男女関係がさっぱりしている気がする。

しかし、昔はこのような純愛が多かった。死を選ぶというのはよいことだとは思わないが、愛する人と結ばれないと「死」という選択肢しかないというくらい、思いつめた愛が多かった。秘めた激しい愛であった。

淡泊な男女の関係が多い昨今、このような昔の純愛というものこそ恋しい気がしてしまうのは私だけだろうか。

あなたは人を本当に愛したことがあるだろうか。

同性愛

それは失恋自殺の現場であった。

検死を一通り終え、私は死体検案調書を書き始めた。死体検案調書という書類は、臨床医のカルテと同じで、死体所見や状況、死因を始め、亡くなった方の氏名や性別、死亡したところなどを記録するものである。

まずは住所を聞き、次いで名前を尋ねた。すると、立ち会いの警察官は言った。

「○○○雄、です」

というので、

「いや、聞きたいのは相手の男性の名前ではなく、自殺したこの女性の名前だよ」

するとその警察官は、意味深な顔をして、

「だから、○○○雄、なんですよ」と再び言うのである。

「え……？」

この段階になってやっと気がついた。私はすぐに検死のやり直しをした。死体をもう一度よく観察した。顔はどう見ても女性だ。端正な顔立ち。乳房も膨らみ、陰部もやっぱり女性のようである。しかし丹念に見直すと、女性器が通常の女性と少し違っているようであった。

つまりニューハーフだったのである。睾丸は除去され、性器も女性器に見えるように作られている。名うてのストリッパーとして人気だったらしい。

失恋による自殺という先入観があったので、思い込みが先行してしまった。プロとして恥ずかしいことではあったが、たいへん勉強になった事例だ。

戦後間もない頃、このような手術は性転換と称され、日本でも行われていた。健康な男性の体にメスを入れ、睾丸を除去する手術などは医療ではないと、論争が起こり、売春を目的にした手術が増えて、裁判沙汰になったのである。

男よりも女体の方が収入が多くなるとか、個人の嗜好上の理由などでの手術は違法とされてできなくなったが、性同一性障害と診断された場合など、必然性があれば日本でも現在では手術は可能になっている。

ほかにも記憶に残る事件があった。

ある地方の町に、同棲カップルがいた。一人は男性、もう一人も男であるが、性転換の手術はしていなかったので、体は男そのものだったが、顔をきれいに整え、女性の役目を果していた。

穏やかに仲良く暮らしていた二人だが、ある日、男に正真正銘、女の恋人ができた。女役は、私を捨てないでくれと必死に男にすがりつく。しかし、男は新しい恋人と共に、東京へ引っ越ししてしまった。

裏切られた女役は、男の居場所をつきとめ会いに行くと、出会いがしらに包丁で一刺し。男への復讐を成し遂げたのであった。私はその男性の検死を担当したのだが、事件の成り行きを聞いて最初は納得がいかなかった。

私には当初はなかなか理解し難い感情であったが、やがてこれも愛の形なのかもしれないと思えるようになった。人を愛する気持ちに、性差は関係ないのだ。

過労死

四十代前半のまさに働き盛りの男性がいた。会社では課長になり、与えられる責任も大きく日々残業に明け暮れる毎日だった。全国にある取引先にも毎週出張し、企画書作りや書類処理などのデスクワークで休日出勤も当たり前だった。とにかく、休みがなかった。

心身がヘトヘトになっていた。しかし働かなければいけない。そんな夫の姿を見て、妻も中学生の娘も心配していた矢先だった。

男性は職場で椅子から立ち上がった瞬間、突然後ろに倒れ意識を失った。すぐに救急車で運ばれたが、そのまま意識は戻らず亡くなった。

検死、解剖をすると脳出血による病死であった。

しかし、残された妻は、夫の死はただの病死ではない、会社のために毎日クタクタになるまで休みもなく働き続けたことによる過労死であると主張した。大切な夫を失い、その働きぶりを見てきた家族なら当然の主張である。

勤務中の災害事故死の場合、殉職となり労災保険が適用される。そうなると日給の千日分が補償金として支払われる。労災かどうかの判断は監察医が行うものではない。警察官の判断でもない。経営者の判断をもとに労働基準監督署の同意を得て最終判断が下されるのである。

過労死とはいえ、解剖して脳出血の事実を確認しても、疲労は機能上の変化であるからこの眼には見えない。ホルモンバランスが崩れ、体の機能がコントロールできなくなって死亡する機能死と同じである。

この場合、機能死であるから検死、解剖しただけでは疲労の有無が分からず、過労死と判断することができない。脳出血は病的疾病であるから、病死であって労災にはあたらないというのが労働基準監督署の判断であった。

そう言うと妻は「先生、何とかしてください。主人は会社に殺されたんです。この一年間休みなく身を粉にして働いていました。会社のために働いて死んだんです。私たちは明日からどうやって生きていけばいいんでしょうか」と泣き崩れた。

　その妻の姿に胸を打たれた。毎日身を粉にして働いて、寝るためだけに家に帰る日々。休日も働き、無論週末に家族で出かけることもない。その末に突然死。残された家族の悲しみは計り知れないものがある。

「そういうことでしたら、意見書を書き、労働基準監督署に掛け合って、労災と認められるようにできる限りのことはしますので」と私は答えた。その結果、そして、会社から勤務表を取り寄せ、過労状態にあったことを立証した。本人にはもともと脳出血を起こす要因があったが、このような勤務状態の過労が脳出血の発病を早める要因になった。過労は発病を誘発した重要な引き金になっている、という意見書を書いて提出した。

　しかし、脳出血は病気であり、災害事故死には該当しないとして認められず、残された妻子と共に涙を流した。このような意見書を現役時代に何通も何通も書いた。ちょうど、その頃は高度経済成長期で、会社もどんどん大きくなっている時代だった。いくらでも仕事があった。だからこの男性のように、休みなく働き続け、会社の犠牲になって亡くなる人が多かった。

私が監察医を辞めて二年程経った頃だった。ある日、新聞を開くと「過労死を労災として認める」という記事が目に飛び込んだ。自分の過去の努力が認められたと目頭が熱くなった。小さなアピールの積み重ねが実った。弱者の喜びが聞えてくる。

インターネット自殺

子どものゲーム遊びが当たり前の時代である。バーチャルの世界で自分の思い通りにキャラクターを動かし、殺し合いをしたり疑似恋愛を楽しんだりしている。昔では考えられないことである。だから、現実との見分けがつかなくなったり、人の心の痛みが分からず、すぐに自分の思ったようにならないと「ムカつく」「キレる」という自己中心的な人が多くなった。

殺人の動機は「人を一度殺してみたかったから」「人を殺して何が悪いの」などという、突拍子もない言葉が出てくるようになったのである。

生きることに絶望している青年がいた。体調がすぐれず、働く意欲も失い、貯金も底をついていた。地元に帰るにも今のありさまだと帰れない、と追い詰められていた。
何を考えても暗い人生しかないと思い詰めていた時、インターネットの自殺系の掲示板にある「自殺を一緒にしよう」という呼びかけが目にとまった。同じようにに生きる希望がなくなった人が、死のうと訴えかけている。一人では死ぬのが怖くてできないが、何人かが一緒なら大丈夫かもしれない。彼らは集まり、車内で練炭を焚いて一酸化炭素中毒で集団自殺をした。朝、犬の散歩で通りかかった人が、見かけない車が停まっているのを不審に思って中を見ると、男女四人がうずくまって死んでいるのを発見した。

何年か前に流行った、このようなインターネットを通じた集団自殺の事件の報道を見るにつけ、なぜ、生きることについて協力し合うことにならずに、死ぬことに協力し合うことになるのかと理解に苦しんだものだった。

私が現役の頃、高島平での自殺が流行した。頻繁に高島平に行き、自殺の検死をした。「これで何件目か、高島平での自殺」という見出しが一度新聞などに出ると、みなそこで自殺しようとするのは、インターネットで誘って集団自殺をするのと通ずるものがあるように感じる。

アイドル歌手のOさんが人気絶頂期に飛び降り自殺した時は、マスコミが騒ぎたて、自殺した原因を突き止めようと必死になった。その後、彼女を追って若い人の飛び降り自殺が相次いだ。これも、負の連鎖反応であった。


事業がうまくいかなくなった社長がいた。資金も底をつき、従業員に払う給料もない。新しく買った機械の支払いもまだ半分以上残っている。自分の家族を養うお金もない。家族に心配はかけられないからと一人で抱えこんでしまう。思い詰めて誰にも相談できずに、ひっそりと死ぬことが多かった。だから残された遺族は、なぜ悩みを打ち明けてくれなかったのかと嘆き悲しんだものである。

しかし、今は、一人では自殺ができないからインターネットで仲間を募って一緒に死ぬ。あるいは動画サイトで自分の自殺中継を行う者までいるという。

私が育った時代は、若者はいずれ軍隊に入り、戦地に行かなければいけなかった。いろいろな職業軍人になる学校へ入ってのち、国のために働くというのが男の生き方であった。だが、私は職業軍人になろうとは思わなかった。

しかし、戦争が激しくなれば、当然戦地へ行かなければならない。家族を背負って戦地に赴く。そして同じように家族を背負って戦地に来ている敵と撃ち合って、どちらかが死ねば残された家族は悲しむだろう。

私は、出征兵士として戦場へ行く夫や子どもとの別れを港の波止場で嘆き悲しんでいる妻や母親たちの姿を数多く見てきた。その別れには壮絶なものがあった。生きて帰れないかもしれない。もう二度と会えないかもしれない。そんな別れがほかにあるだろうか。そんな場面を見てきたから、私は常々、世界中の女性が「愛する夫と、かけがえのない我が子には銃を持たせない」と強く叫び、訴えれば、戦争は起こらないと思っている。それほど、女性にはパワーがあると思う。

私は、人を殺し合う場に行きたくないと思い、自分なりに将来を考えた。そして医者の道を選んだ。赤十字精神で敵味方の区別なく、傷ついた人を治療するのである。

父の影響も強かった。生きている人ではなく、死んでいる人を診ることにはなったが、父の哲学は私の中で今も生き続けている。

私にとっては若い時から死が身近にあり、戦時中でもあったから、自分の死というものを常に考えてきた。今の若者は自分の死について考える機会がほとんどないのだろう。

命の尊さ、重さを感じることができない人が多いのではないか。

二万体もの死体を診てきて、これだけは言える。

自殺死体というのは、決して美しいものではない。もう一度、生きるということをよく考えてみてほしい。確かに、死にたいと思うほど苦しい時があるかもしれない。

しかし、生きていれば、必ず道は開ける。

行為中に老女は死んだ

少し前に韓国ドラマブームがあり、読者の方の中でも夢中になった人は多いかもしれない。その人気の理由は、日本人が忘れかけていた純愛がテーマだからだという。

私も強く印象に残っている純愛ゆえの死がある。しかし、よくある若い男女の純愛ではない。なんとそれは、六十代後半のおばあさんと二十歳の大学生の純愛であった。その年齢差と、おばあさんと大学生の男の子という関係だったからこそ鮮烈で今でも忘れられない事件である。

ある日、検死に呼ばれたのは、いわゆる連れ込み旅館だった。私が旅館に着くと、その一室で、おばあさんが裸で布団の上に倒れていた。そして、側にはまだ若い男性がTシャツに下着姿という格好で呆然と立っていた。警官が話を聞くと、ことが終わって寝ていたら、おばあさんが布団の中で亡くなっていたという。救急車を呼ぶ間もなくの死であった。

検死の結果、事件性はなく、いわゆる腹上死と呼ばれる病死のクモ膜下出血と判明した。

警官が青年に、死んだ時の詳しい状況を聞いたところ、「三回目をし終わった後に二人で寝ていたら、呼吸をしていなかった」と答えた。

繰り返すが、三回である。

「この女性とはどういう関係だったのか」と警官が問いただすと、青年ははっきりと「愛人です」と答えた。

それを聞いて、警官も私も驚いた。まだ二十歳そこらの青年と、見るも明らかな六十代後半くらいの女性である。おばあさんである。

女性は、肩くらいの長さの髪で、ところどころ白髪が交じっているのが見られた。小柄だったが、全体的にふくよかだった。

もう三十年以上も前の話だから、その頃は六十歳を過ぎていると完全におばあさん、老女と見なされていた。

　おばあさんは自分のアパートを改築し、一人で下宿屋を営んでいた。近くに大学があったため、その下宿屋には若い大学生が何人か住んでいた。

　聞けば、その青年はその下宿屋に住んでいる大学生の一人だったという。最初は、彼女のことを下宿屋のおばさんとしか見ていなかったが、時々ご飯を作ってもらったり、進路の相談に親身にのってもらったり、毎日顔を合わせてたわいもない話をしているうちに、異性としての感情が芽生え始めたという。むしろ母と子の関係のように思われた。

　彼女も、ほかの大学生には食事など作っていなかったというから、その青年は特別であったのだろう。いつしか二人は愛人関係になった。しかしおばあさんの方が人目をはばかった。人目につかない場所で会うことを希望したらしい。やはり、昔であったからそのような年齢差の関係は奇異に映った。性の話などもちろんタブーとされていた時代である。

　青年の話によると、大学を卒業してきちんと職についたら一緒に暮らしたいと話し合っていたという。そして、三回目を終えた後に、クモ膜下出血を起こし死亡してしまったのである。

よく、腹上死について聞かれるが、ことの最中に死ぬことはあまり多くない。ことが終わってから眠りにつき、その二、三時間後に心臓発作を起こして亡くなることが多いのである。

信者

某宗教団体の信者が、被害者側の弁護士を殺害した事件があった。自分たちにとって邪魔な存在と考えたのだ。五、六人で犯行に及んだ。しかし、犯行後彼らは指紋を残してきていることに気付いた。

指紋を消さなくては捕まると焦った彼らは、自分たちで自分の指紋を消すという行動に出た。警察の捜査がすぐ近くにまで及んできていることを感じていたのだろう。

同じ宗教団体に所属している看護師が、犯行にかかわった仲間の信者たちの指紋をペーパーやすりで削った。

証拠隠滅を図ろうとしたのである。

ペーパーやすりでこすられて、指先の表皮が削れて指紋がなくなった。

しかし、それは一時的なものである。三週間後には削られた表皮が再生し、指紋も再び出てきた。

指紋が消せない。焦った彼らは、同じ宗教団体の外科医に相談した。彼は、麻酔医であった妻に麻酔をかけさせて、指紋を消去する手術を行った。

指先の指紋のある皮膚を全部むき出しにして、筋肉だけにする手術である。表皮と真皮を全部剝がすのである。相当な痛みを伴うことが想像できる。

前に看護師が削った時とは違い、指紋は消えた。元には戻らなかった。

しかし、その手術を受けた犯人たちは、指先で物をつかめないほどの状態が長く続いた。

テレビで白い粉をかけて指紋採取をしている場面を見かけるが、あれは、現場に付着しているであろう指の皮脂を取っているのである。その皮脂に白いアルミの粉をかけると、指紋の形が浮かびあがってくるのである。

だが、捜査で出てくるのは指先だけではない。手のひらの部分も出てくる。つまり掌紋と呼ばれるものである。掌紋は、手のひら全体にある隆起で、指紋と同様で、一生変わらないものである。

この外科医はこのことを知らなかった。

手のひらの紋様も除去しなければ指紋消しにはならない。しかも指紋消しは医療ではない。証拠隠しである。

この外科医は、有名な大学の医学部をトップの成績で卒業した人であった。多くの人間の命を救いたい、そんな志を持った真面目な学生だったという。本来であれば、名医になれたかもしれない。しかし、真の医療人とは言えない道に進んでしまった。なぜか。

殺人者らの証拠隠滅の手助けをしてしまった。

本来、宗教というのは、自分を磨いていくため、精神状態を整えていくための手段のひとつだと思う。

しかし、自分たちの信念が唯一だと思い込み、他の宗教を排除して宗教戦争が起こるということ自体、理解に苦しむ。

信者が、本来の宗教という道を逸脱してしまってはいないだろうか。

親の愛

戦後、父が開業していた北海道の積丹町で何年か過ごした。

小さな漁師町であった。海岸沿いには切り立った断崖があり、港には漁船がいくつもならんでいるのどかな田舎町であった。

そんな中、時々町に劇団が来て、演劇を上演することがあった。戦後まもなく、まだ娯楽というものがない頃であったから、町中それを楽しみにしていた。だから常に満員であった。劇団が来るというので、当時十五、六歳の私は友人らと妹と共に見に行った。

演劇はいつも時代ものの人情ものというのがお決まりだった。その日も、悪者の親分が大勢の子分をしたがえて、病床に伏せっている男のもとに行き、借金が払えないならこの美しい娘をもらうと、嫌がる娘を無理矢理連れて行くというストーリーだった。

娘は泣きながら「おとん」と叫んだ。病気の父親は咳をしながらも、連れて行かれそうになっている自分の娘を必死で守るというシーンであった。

その時、突然、「いいかげんにしろ、いくら出せばいいんだ」という叫び声が観客の中から聞こえた。

「その子がかわいそすぎるじゃねえか、もう見てられねえ」と長ぐつを履いた漁師の老齢な男性が舞台に上がっていったのだ。そして、懐に手を入れて金を出し、悪者の親分の前に立ちはだかった。

「おれが金出してやるからよ、勘弁してやれよ」と言った。

一瞬みなが静まりかえったが、この男性の起こしたハプニングに観客はどっと沸き、「いいぞ、いいぞ」とヤジが飛び、拍手喝采が起きた。座長らしき人が舞台に出て、「これは芝居ですから」と男性をたしなめた。男性は渋々舞台からおりた。

多少お酒も入っていたのであろうが、演技を現実の話ととらえて感情移入し、こらえきれずあの娘をおれが助けなくてはと思ったのだろう。

昔はこのように熱くて純朴な人が多かった。田舎町だから余計に情の厚い人が多かったのかもしれない。

私はそういう所で育ったから、自分の中にもかつての漁師のような熱い血が流れていると思っている。


妻が乳癌の手術を受けた時のことであった。他に転移もなく、手術は無事成功したのであったが、疲れているだろう術後の彼女に会いに行った。

「大丈夫か、無事終わってよかったな」と言うと、「私は大丈夫よ。みなは元気なの」と子どもたちのことを聞いてくる。

「ちょっと熱が出て風邪気味だ」と長男のことを言うと、「ちゃんと病院に連れて行って。私のことはいいから早く帰って看病してあげて」と子どものことを心配するのである。

「おいおい、今は大きな手術をした自分のことを考えるのが先だろ」と私は返したのだが、自分も父親に同じようなことを言われたことを思い出した。

父が入院したので北海道まで見舞いに行った時だ。しばらく世間話をした後、帰らなければいけない時間がきたので「じゃあ、帰るよ。お大事にな」と言うと、「お前、仕事が忙しいだろうけどくれぐれも体に気をつけろよ」と父が念を押しながら言うのである。

病気をしているのは父の方なのに、自分のことよりも私のことを心配する。親というのはいくつになっても子どもが心配なものなのだ。たとえ自分が病床の身、大手術を終えた後であってもまず真っ先に気にかかる。どんなに遠く離れていたとしても、普段は厳しく接していても、やはり自分の子どもは一番かわいいものだ。

以前、著したことがあるが、私が現職の時の「三河島列車二重衝突事件」でのことも印象深い。

この事件は、列車の脱線事故により線路を歩いていた多くの人々が、走ってきた別の列車に轢かれ、一五八名が亡くなるという痛ましい大惨事であった。現場から、三十本に及ぶ人間の手足が出てきた。

遺体の右手がない、左足がないと言う遺族には、お寺に安置された手足から、その方であろうものを引き取っていただいた。

ある夫婦が亡くなった一人息子の右足を探していた。右足というのはつけ根から右下肢全体であった。どうしても見つけたいと二日間待ったが、息子さんのものらしき右足は見つからなかった。

それから一カ月後、その夫婦から手紙が届いた。何かと思い封を切ってみると数枚の便せんには美しい文字がしたためられていた。

「突然のお手紙失礼いたします。無理なお願いは承知で、手紙を書かせていただきました。先生、どうか息子の右足をもう一度探していただけないでしょうか。あの事件の日から毎日息子の幻を見ます。息子は、私たちに『父さん、母さん、僕の右足はどこ。見つけてよ』と泣きながら言ってくるのです。息子は左足に少し障害があって歩くのが困難でした。だから、右足がないと三途の川が渡れないと言っているのです。毎日私たちに訴えているのです。このままでは息子は成仏できません。どうか、先生、息子の右足をもう一度探していただけませんか」

私はこの手紙をもらって、衝撃を受けた。ご両親は大きな精神的ショックのために、正常な状態とはいえず、精神不安定に陥っていた。なんとか対処しなければいけない。私にできることはもう一度彼の右足を探すことだ。すぐに現場を見に行った。しかし、事故から一カ月近く経ち、現場は完全復旧し、もはや掘り返して右足を探せる状況ではなかった。

保存記録の体の写真と調書を見てみた。すると、右足の切れた部分がぐしゃぐしゃに裂断されている。このことから右足は列車の車輪に巻き込まれ、骨片や肉片となって事故現場に散ってしまったために出てこないと判断せざるを得なかった。そうなるとやはりこれ以上探しても無駄である。

私は悩んだ。事実を伝えるのはやはり酷でとうてい書けない。そこで精神科医に相談し、ショックを和らげ、精神不安が少しでも取り除けるように心がけた文面で手紙を書いた。

その後返事はないので、その夫婦がどのように理解し、正常な精神状態に戻られたのかは分からない。だが、この事件から、子どもが親のことを思うよりも、子を思う親の愛は何倍も強く深いものがあるということをはっきりと感じさせられた。

これは、いつの時代も変わらない普遍的なものなのであろう。

私の中にもいまだに親の愛が流れている。目を閉じれば、尊敬していた父と母の声が聞こえてくる。親や子でなくてもいい。強く深い愛を向ける対象は、いくらでもある。愛をもって暮らすことができれば幸せである。

独占欲

ある地主の二十代前半の一人娘が、家の近くのコンビニエンスストアでアルバイトをしていた。その店の四十代の独身の店長が、ひとめで彼女を気にいった。彼は彼女に付き合いたいと言って、交際を迫ったが、彼女にとって彼はアルバイト先の店長でしかなかったので、その申し出は断った。その後、彼からのアプローチはなかったので彼女への思いは終わったかのように思われた。だが、ある時その女性が自宅の二階の部屋で亡くなっているのを母親が発見した。

検死により、窒息死と判断された。

窒息死というのは、三つのケースが考えられる。

一、気管支ぜんそくの発作で呼吸困難に陥ったことによる病死。

二、他人に首を絞められた絞殺や扼《やく》殺などの他殺。

三、自分で自分の首を紐などで絞めることによる自殺。

解剖を行った医者は、「窒息死ではあるが、私は現場を見ていないから病死なのか、他殺なのか、自殺なのか、どれかは分からない。捜査によって判断してほしい」と言ったという。

あらゆる可能性が娘さんの死には考えられるということである。刑事は途方に暮れ、私のところに相談に来たのである。

資料を見ながら「先生、どうなんでしょう」と聞くので、「じゃあ一つひとつ見ていきましょう」と言って検証してみることにした。

まずは気管支ぜんそくの発作による病死の可能性。ぜんそくというのは、呼吸運動で息を吸うことはできても吐くことができない状態のことを言う。だから解剖すると、肺が膨らんでいて、周りの肋骨の間に肺が食いこむような形になっている。肺にメスを入れるとシューッとしぼんだようになる。

「解剖に立ち会った時、肺は風船のようにしぼんだか」と聞くと、「いえ、そうではありませんでした」と刑事は答えた。「じゃあ、病死ではないよ。気管支ぜんそくの発作で死亡した人を解剖したことがあればすぐ分かることだ。じゃあ次の自殺の可能性だ」自殺は、自分で紐などを首に巻き、引っ張る。やがて意識を失い手を離す。その離した時に絞めたところが緩んで息ができるようになれば、息を吹き返すことになる。だからぎゅっと絞めてかた結びをし、緩まないようにする。そうすると手を離したとしても紐はしまったままで、やがて死ぬ。

「首にそのような紐はあったの」と聞くと、「いえ、発見者の母親にも確認しましたが、そのような紐は巻きついていなかったと言っています。紐の痕もありませんでした」「じゃあ、自殺による窒息死の可能性もない。残るは他殺だよ」と言うと、「先生、それが他殺は絶対無理な状況なんです。だから困っているんです」と言う。「どういうこと?」と尋ねると、事件が起きた時の様子を話した。女性が住んでいた家は、築何十年という昔ながらの家で、玄関を入ると目の前に階段があった。一階には彼女のおじいさん、おばあさんの部屋がある。そしてその階段を上らないと彼女の部屋の二階には行けない。警官が上ってみると、一段一段上がるごとにギギギィ、と階段がきしむものすごい音がして、家中に響き渡るという。あまりにも大きな音に警官も驚いた。

大きな音をたてて上った二階には両親の部屋があり、その隣に彼女の部屋があった。両親の隣の部屋で彼女は亡くなっていた。階段を上り下りするとものすごい音がし、一階の階段近くの部屋にはおじいさんとおばあさんがいる。そのように考えると彼女を殺して逃げるという他殺の線は難しい、というのが刑事たちの考えだった。

「でも、その家で死んでいるのは事実なんだよね。今検証したように病死も自殺の可能性もないとすると他殺しかない。私が実際自分で解剖したわけではないから、100%とは言えないけどこの資料を見る限りは、死体からは病死と自殺は考えられないので、他殺しかない。もう一度その線で捜査してみたらどうだ」と私は言った。

「そうですね、分かりました。もう一度調べてみます」と言って、刑事は私の家をあとにした。

それから一カ月半後、新聞に「コンビニの店長、アルバイト女性殺害の容疑で逮捕。コピー機で合鍵作る」という見出しが出た。

店長は女性に交際を断られてからも、ずっと好きでストーカーのように彼女のことを見ていた。彼女のバッグから家の鍵を盗み出し、店のコピー機を使って、鍵の表と裏をコピーし、それを貼り合わせたものを鍵屋に持っていって、合鍵を作った。

その鍵を使って真夜中に玄関を開けて入った。二階に彼女の部屋があることを知っていた犯人は、階段を上がろうとした。すると、ギギギィという音がしたので、慌てて足を戻し、階段の横の手摺りを使って、音をたてずに二階へ上ったのだ。そして、寝ている彼女を布団の上から押し付け窒息死させた。死んだ彼女を愛撫した。そしてまた上がってきたのと同じ方法で下へ降り、玄関から逃げたのだった。

彼女が結婚をするという噂を聞いて、誰にも渡したくないとの思いから殺意を抱いたという。あまりにも一方的で変質的な愛であった。

人を愛する、とは何だろうか。

完全犯罪

先入観は、時として真実を見誤らせる。

単純に火災現場で発見されれば「焼死」、水中で死体が見つかったら「溺死」、とは限らない。だからこそ検死の際、十分注意しなければいけない。完全犯罪を企てるような犯人は、巧妙に偽装工作をほどこしているからだ。


一九九〇年代後半、福岡県のある四人の女性看護師が、保険金目当ての完全犯罪をたくらんだ。A（主犯）、B、Cは既婚者で、看護師の仕事を中断したこともあったが、独身のDは二十数年、病院で仕事を続けていた。

ある日、金欲しさからリーダー格のAが、Bの夫に保険金をかけて殺すことを思いついた。AはDの医療知識を利用するため言葉巧みに計画に引き込むと、夫婦関係がうまくいっていなかったBには、「あなたの夫は、あなたと子どもに保険金をかけて殺そうとしている」などと、殺意を煽ったのである。

計画当日。三人はビールや食事に睡眠薬を入れてBの夫を眠らせ、静脈に注射器でカリウム製剤を注入した。血中のカリウム値をあげて、急性心不全で死亡させようとしたのである。夫が心臓疾患の家系にあることを知っていたのだ。

しかし、注射すると夫は痛い痛いと叫び、暴れ出した。焦ったAは、自身の看護経験から、静脈に注射器で空気を入れるよう指示した。大量の空気を静脈から注入すると、急死することを知っていたのである。

この日は結局失敗したのだが、数日後に同様の方法を試み、空気を大量に注入した。夫の体調は急激に悪化した。事故に見せかけるために救急車を呼ぶと、夫は病院に収容されたのち、間もなく死亡した。

医師が警察に変死届けをしようとしたので、Bは泣きついた。

「夫は酒を飲みすぎたため意識が朦朧となり、応急処置をしたが間に合わなかった。変死ではないから、警察には届けず死亡診断書を書いてください。夫の遺体を傷つけないでください」

しかし、その医師は死因に「不審点がある」と県警に連絡した。だが、県警が捜査した結果、事件性はないと判断され、司法解剖はなされなかったのだ。死亡診断書が発行されることになったので、医師はとりあえず頭部のＣＴスキャンをとった。脳出血ではないかと考えたのである。スキャンの結果、脳に出血はなかったものの、脳の血管に空気が入っていることが発見された。しかし、なぜか病死の診断書が発行された。

こうして三人は三五〇〇万円の保険金を手に入れることとなったが、そのほとんどはリーダー格のＡが独り占めしてしまった。

味をしめたＡが、次に目をつけたのはＣの夫だった。ＡはＣに夫が過去にたくさんの浮気をしてきたと信じ込ませると、夫の過去を清算するために保険金をかけて殺害しようともちかけた。

ＡはＤに頼み、酒飲みのＣの夫を急性アルコール中毒で死亡させる方法を考えさせた。四人は酒に睡眠薬を混入し夫を眠らせると、チューブを鼻から胃に挿入し、ウィスキーを流し込んだ。さらに、空気だとCTスキャンでばれるおそれがあると考え、今度は大量の水を静脈に注射したのである。

今回も夫は病院に搬送され、間もなく息を引き取った。変死届けは出されたものの、再び事件性はないと判断され、病死の死亡診断書が出された。保険金も同じように、リーダー格のAだけが取得した。

それから数年後、Cがリーダー格のAの独り占めをした行為が許せなくなり、警察に相談したことをきっかけに事件の全貌が発覚したのである。


医療に携わる看護師が、専門的な知識を殺人に応用した許されざる犯行だった。警察も医師も、彼女らの巧妙な弁舌や酒臭い偽装工作にあざむかれ、「事件性はない」という先入観を持ってしまったのである。

だが、偽装工作により死後の状況は変えられるが、死体所見は死亡時の生活反応が残ったままである。死体所見を見極められれば、検死の時点で事件は発見できたはずだ。

そもそも最初の事件の時、脳の血管に空気が入っていることを医師は発見していた。これは普通の病気ではあり得ないことだ。体のどこかに開放性の傷をつけ、静脈を切る。そうでもしない限り、血管に空気は入り込まない。外因死に間違いないのである。

静脈は血液が心臓に戻っていくための血管だ。そのぶん吸引力がある。もしそこに開放性の傷がつき、静脈が切れて開かれたままだったなら、空気は血管内に吸い込まれてしまう。まして、静脈に直接空気を注入したらどうなるか。

血液は、肺でガス交換を行う。静脈で運ばれてきた赤血球は、肺で二酸化炭素を放出し、酸素を吸着してから動脈を通ってまた体中をめぐるのだ。

静脈内に入った空気が動脈に移行し、脳の細い血管に詰まった。体表面のどこかに開放性の外傷があるはずだ。あるいは静脈の注射痕さえ探していれば、事件はすぐにでも発覚できただろう。

それは、二人目の時も同じことだ。血液の塩分濃度は0・85%である（汗や涙がわずかに塩味がするのはそのためだ）。水が大量に血管内に注入されると塩分濃度が薄まり、赤血球の膜が破れて溶血するため死の危険があるのだ。

そもそも病院で注射を受け、終わったあとにその部位に絆創膏を貼るのは、針の跡を圧迫し、押さえることで血液が固まり、出血が止まるからである。ところが、水を大量に注入すると血液は凝固しないので、血管にあいた穴から薄められ溶血した赤い血が漏れ出てしまい、包帯や絆創膏を貼っても意味はなく、包帯はびしょ濡れになってしまう。これも検死の時点で発見できたはずだ。


この二つの事件は、いずれも飲酒により酒臭く、昏睡状態であったし、つきそって来たのが看護師だったから彼女らの話に誘導され、先入観にとらわれてしまったのだろう。

検死はやはり、死体所見に精通した監察医あるいは法医学の専門家に任せるべきであるが、我が国には法医学を専門とする医師はきわめて少ない。残念ながら対応できない状態である。

この事件は、仲間割れした看護師の一人が警察に相談をもちかけたからよかったものの、そうでなければ発覚しなかったかもしれない。卑劣な手段で殺された夫たちのことを思うと、なんとも言えない気持ちになる。私たちはもっと真摯に死体の発する声に耳を傾けなければいけない。

アルコール依存症

アルコール依存症の人の検死に何度か行ったことがある。

現場は風呂もトイレもないボロボロの安アパートだった。部屋には何もない。酒瓶が転がっているイメージがあるが、私が経験した中では空いた酒瓶すら見当たらない。酒瓶すらもお金に換えて酒を飲むのだ。殺風景な薄汚れた部屋だった。

首つり自殺であった。食事など摂っていなかったのであろう。痩せて、目が落ちくぼんでいる。唇は乾き、皮膚はがさがさである。

部屋では家族が写っている写真が一枚だけ見つかった。家族に愛想をつかされたのだろう。アルコールしか頼るものがなく、孤独を埋めるためにさらに飲む。自己嫌悪に陥り飲むのをやめようと思ってもやめられない。そこが依存の恐ろしさである。そして全てを失って自殺を図るのである。

山谷《さんや》に検死に行くことも多い。住む家もない日雇い労働者である。その日に仕事にありつけた者だけがトラックの荷台に乗せられ、土木作業などの肉体労働をし、わずかな賃金をもらってまた帰ってくる。そのような日雇い労働者は、その日の賃金が全て酒代に消えていくことが多い。現実逃避するための酒である。酒代を稼ぐために働き、また酒を飲みつくしたから働きに行くという繰り返しである。

小雨の降る寒い冬、山谷に検死に行った。死亡した日雇い労働者は凍死であった。少し近づくだけでアルコール臭がする。真冬なのに、ろくに服も着ていない。しかも薄汚れていてボロボロである。

検死の結果、肺炎による凍死であったが、こういった日雇い労働者の中には胃潰瘍で死亡する人もいた。解剖してみると、胃に大きな穴があいている。これほど大きいと、ものすごい痛みである。しかし、もだえ苦しむほどの痛みがあっても彼らは、病院には行かない。薬代を払うくらいなら酒が欲しいからだ。

ある夫婦がいた。

二人は理髪店をやっていたが、夫はほとんど働きもせず、酒ばかり飲んでいた。店の売上のお金も全て酒代に使ってしまう。日を追うごとに酒を飲む量がエスカレートしていき、アルコール依存症の状態だった。そのことを妻に指摘されると、今度は暴力を振るうようになった。その姿を見ていた高校生の一人息子は「酒ばかり飲んで、母さんを殴る父親なんて死んだ方がました。母さんを守れるのは自分しかいない」と思うようになり、父親の殺害を決意する。そして、酔っ払っていびきをかいている父親の首を絞めて殺した。母親のことを思っての犯行、あまりにも悲しい母親孝行である。

一度中毒になると、それを断ち切るのは難しい。アルコールや覚せい剤などを完全に断ち切るためには専門的な知識と環境が必要である。

何かにはまるというのは、逃げるためであってはいけない。自分をコントロールできない状態になってはならない。

だが、情熱をかけて建設的な何かに没頭するということは人生において大切だと思う。何でもいい。時間が経つのを忘れるくらい何かひとつのものに夢中になれるという生き方をしたいと思う。

おんぶ紐

鉄道への飛び込み自殺の検死経験は多いが、中でも母子心中の現場は衝撃的だった。二十代半ばくらいの若い母親が、まだ生後六カ月くらいの幼い女児をおんぶして飛び込み自殺を図ったのである。

母親は育児ノイローゼだったという。鉄道への飛び込み自殺の場合、首や、手足など体の一部が切断されることが多い。切断された部分が見つからないこともあり、よく、数カ月後にミイラ化した手や足が電車にへばりついて見つかることもあった。

この事件の場合は、手足がバラバラにはなっていなかったものの、ほとんど皮一枚だけで手と足が胴体と繋がっているような状態であった。顔も押し潰されてぐちゃぐちゃになり、誰だか見分けがつかなくなっていた。発見された時は子どもが母親の背中におんぶ紐でおんぶされて、折り重なって死んでいた。

先日、看護学生に講演をした時、この事件について事件当時のスライドを見せながら説明をしたところ、みな言葉を失っていた。
やはりそれだけ、鉄道の飛び込み自殺というのはむごい。

若い母親は、少し長めのスカートにニットを着て普段の格好、という感じだった。そして、少し離れたところからは、つっかけサンダルが見つかった。夕飯の買い物にでも行くつもりだったのだろうか。女児はピンク色の暖かそうなつなぎを着ていた。子どもをおんぶして買い物に出かけたものの、育児と家事に追われ、疲れきって鬱々とした状態でふらふらと踏切へ向かったのだろう。

夫とうまくいっていなかったという。こういう母子心中の場合、たいがい父親である夫が妻や育児に理解がないことが多い。妻が家事をしている間、子どものおむつを換えたり、抱っこしたりミルクを飲ませたりと少しでも子どもの面倒を見、遊んでくれるだけで妻の負担は減る。せめて「いつもありがとう」「代わりにやるよ」などと妻に思いやりのある優しい言葉をかけたりしていたら違っていたのだと思う。

「外に出てちょっとお茶でも飲んできなよ」などと、父親が子どもの面倒を見ている間に母親一人で息抜きをさせてあげるなどという気配りも大切だ。しかし、仕事から帰ってきても「疲れた」しか言わず、たまの休日もゴロゴロしているばかりで子どもの面倒も見ずに「飯まだ」など自分の要求しか言わない。

さらには、「子どもの泣き声がうるさい」とか、「眠れないから早く泣きやませろ」などと心ない言葉を発する夫もいる。

子どもというのは人形とは違う。生まれて間もない赤ちゃんは泣くのが仕事である。泣くことで運動をし、アピールをする。泣かない人形遊びとは違うのである。最近は特に、それを理解していない親が多いのではないかと思う。

特に、母親にとって初めての育児というのは慣れないことばかりで、日々とまどいの連続である。昼夜関係なく泣く子どもにおっぱいをあげ、おむつを換え、自分の寝る時間も少ない中、その合間に掃除、洗濯、食事を作ったりと家事全てをする。

母子心中した子どもも六カ月くらいだったが、ちょうど生後半年くらいが母親の疲れがピークに達する頃である。最初は、初めての育児に緊張し、気持ちも張りつめているが半年くらい経つと、疲れが溜まりピークになる。夫の非協力的な態度と愛情のない言動に、次第になぜ、私ひとりだけがこんなにも大変なんだろうと不満が溜まり、ひどい人は鬱状態のいわゆる育児ノイローゼにまで発展してしまうのである。

昔は、自分の親や祖父母、親戚などと一緒に大家族で暮らしていた。だから妻が家事をしている間、子どもはおばあちゃんや、親戚のおばちゃんなど手が空いている人があやしたり、子守り歌を歌いながら面倒を見てくれた。時には口うるさいことも言っただろうが、子どもが寝ない、おっぱいの出が悪い、離乳食を食べないなど初めての子育ての悩みにもよく相談にのってくれたものだ。だから夫が忙しくて育児に参加できなくても周りの多くの助けを借りて子育てができて安心だった。

だが、今は核家族化が進み、親と離れて暮らす人は多い。近所に相談できる人がいればいいが、マンションばかりで近所付き合いも薄い昨今、話す人もおらず、まだ喋れもしない幼子を抱えて、ストレスを発散させる場所がなく、母親は殻に閉じこもってしまう。

気づいたら「あれ、今日は誰とも喋っていなかった」という日もあるだろう。

私が検死した母子心中を図った母親もそういう状態だったのであろう。

誰かが肉体的にも精神的にもまいってしまっている母親の状態に気付いてケアしてあげていれば、幼い子どもも犠牲になることなく、母親も救うことができたのにと悔やまれてならない。

持ち主がいなくなった、血のついた黒いおんぶ紐が虚しく見えた。

その光景を、忘れることはできない。

アメリカでの母子心中

商社に勤める夫の転勤で、夫婦と三歳の女の子の家族三人がアメリカに移り住んだ。しかし、英語を話せない妻は、周りともコミュニケーションが取れず、一日中家の中で過ごしていた。次第にアメリカでの何もできない生活にストレスが溜まっていった。

一方、英語が堪能な夫は、赴任中にアメリカ人の恋人ができてしまった。毎晩帰りが遅い夫の浮気を知った妻は、慣れない土地での生活もあり、半狂乱になり、ノイローゼになってしまった。

毎日妻は「私たちだけ日本に帰りたい」と繰り返し言うようになった。しかし、世間体を気にして夫は首を縦に振らなかった。

浮気をしている上に、日本にも帰らせてくれないなんて、こんなひどいことはない。生きていても仕方がないと思い詰めた妻は、自宅で娘と一緒に心中することを決意した。

帰宅した夫が見たものは、変わり果てた妻と子どもの姿であった。

しかし、夫は、警察に届けずに二人の遺体を山に捨ててしまったのである。とっさの判断だったのか、浮気をしていた自分が犯人にされるとでも思ったのか。

間もなく夫は、妻子を殺した容疑で逮捕された。

このままでは自分が本当に犯人にされてしまうと焦った夫は、帰宅したら母子心中をしていた、と必死に警察に説明した。しかし、アメリカ人に母子心中という言葉の意味は理解できない。罪を軽くするための口実だろうと疑われた。

アメリカには「心中」という言葉自体がないのである。子どもの将来を思うがゆえ、愛しているがゆえに親子心中をするというのは日本的な考えで、アメリカでは親の身勝手としか思われないのである。子どもにも自由に生きる権利がある。死ぬなら親だけ死ねばいい、という考え方だ。

「私を道連れにしないで。死ぬなら一人で勝手にどうぞ」である。

アメリカは個人主義の国だからそのような考え方は自然である。

だから、アメリカの弁護士にとって、夫が説明した母子心中の意味を理解できないのは当然だった。弁護士は、わざわざ母子心中を理解するためにわずかな時間をぬって日本にやって来た。人を通じて私に相談を持ちかけたのである。


私は、体験した心中事例を含め母子心中について、その弁護士に根気よく説明した。説明し終えるのにざっと五、六時間はかかっただろうか。弁護士は、「ありがとう。理解できない部分もあるが、裁判で日本の母子心中の実態を話してみます」と言って、またすぐにアメリカに帰っていった。

日本では、自分が死ぬと残される子どもがかわいそう、と思う母親が子どもを道連れにして一緒に死ぬ無理心中が、アメリカでは子どもの人権を認めないただの子ども殺しにしかならない。

私も日本とアメリカの文化の違い、考え方の違いを考えさせられた事件であった。自ら選択のできない子どもにとって、どちらがよかったのか。母と子の深い関係に安易な結論をくだすことはできない。

死生観

人は生まれてきて、死んでいく。当たり前のことであるが、改めて医学的に見直してみると、その不思議さに驚くばかりである。そして、生や死をどのように受け止め、解釈するかという、死生観も人それぞれで興味深い。

もともと病気もなく元気だった人の突然死を検死しに行った。

外見上の外傷はなく、病死のようであるが、死因は分からない。病名が分からないと、死亡診断書は発行できないので、解剖しなければならない。

監察医は法律（死体解剖保存法第八条）に基づき、遺体を解剖することができる。その際、ご家族にも解剖のことを伝えるのだが、稀にしないでくれと言われることがある。理由はそれぞれだ。

多くは「体にメスを入れるのはかわいそうだ」という意見。時には、「解剖すれば生き返るのか？　死んだ人は死んだままに決まっているのだから、今さら死因は何だってかまわない。メスを入れて生き返るならやってもいい」と、理屈っぽく拒否される場合もある。

　このように、拒否が激しい場合は解剖の必要性を説明しても、頑なに拒否し続けるだけなので、こちらも出方を考える。

「遺体を解剖することで、何か不都合なことが分かってしまうので、反対されるのですか？」と問いかけるのだ。相手は、「まさか自分が疑われているのか？」と思い、「それならばやってくれ」と、しぶしぶ承諾するのである。

　国による死生観の違いを感じたのは、韓国人の死体を解剖しようとした時だった。

「死んでいる人を、また殺す気か」

　この韓国人の遺族の言葉には驚いた。日本でよく聞く理由とはあまりにも違っていた。それから数年後、取材でソウルに行き、韓国の法医学者と対談した際にその話をした。その時、初めてあの言葉の意味が分かった。

当時の韓国にはまだ火葬の習慣が根付いておらず、土葬が基本だった。土葬にすれば、体も魂もそのままの状態で保たれるから、生前と同じように魂と通じ合うことができる。しかし、メスを入れたり解剖したり火葬などをすると、遺体の形が崩れてしまい魂が宿らない死体になってしまうと、そのように考えるのだそうだ。死の概念が大きく日本人とは違った。だが、そんな韓国も、現在は火葬が主流になってきているという。

ちなみに、アメリカ人のケースでも、違いが見られた。普段から心臓の薬を常用していた、六十代の肥った男性が、日本での観光旅行の最中に突然亡くなった。元気な人の突然死なので検死することになった。捜査上問題はなく不審な点もないというので、心筋梗塞として終わらせようとしたのだが、その家族は、「解剖もせずに、正しい診断がつくのか」と納得しなかったのである。

家族の意向どおり解剖した結果、結局心筋梗塞だったことが確定し、事件性もないことが明らかになったからよかったのだが、死についての概念が日本人、韓国人、アメリカ人とそれぞれに異なるのは非常に興味深い体験であった。

何が正しいか、というような問題ではないし、自分なりの哲学を持ち、生と死に向き合うことは重要だろう。だが、それに固執するあまり、死体の人権を軽視するような結果にならぬよう、注意すべきだと思っている。真実の語りを聞き受けられずに朽ちていく死体ほど、悲しいものはないのだから。

お父さんを許せない

家族であるからこそ、憎しみがより深くなる場合がある。

その家族は絵に描いたように幸せな、四人家族だった。父親は勤勉で実直な銀行員であった。趣味もなく、家族のために日々働くことだけで一生懸命だった。妻は、最愛の夫のため、二人の子どものためだけを思って生活してきたかのような献身的な女であった。長女と三歳下の長男がいた。父は郊外に夫婦念願の庭付きの一戸建てを買った。週末になると庭で子どもとキャッチボールを楽しげにする姿が見られ、近所からもうらやましがられるような家族であった。

裕福な家庭で育った妻は、甘やかされた部分もあり、精神的に弱い部分があった。結婚前に精神科通いをしていた時期もあったが、その後治癒したため結婚したという過去を持っていた。

夫は昇進し、支店長になった。しかし、それと共に毎晩接待で帰宅が深夜に及んでいった。「毎日接待、接待って言うけれど、本当なのかしら」と妻は夫に対し、次第に不信感を抱くようになっていった。忙しさから、夫婦の会話も少なくなり、話すのは朝ご飯の時くらいしかなく、コミュニケーションが取れなくなっていたことも不信感を増幅させた。その短い時間で、子どもの進路のことや、学校であったことなどを相談しようと思っても、新聞を読みながら「子どものことは君に任せるよ」としか言わない夫。週末は接待ゴルフで不在な夫に、妻はもともとの精神的弱さも災いし、「浮気をしているのではないか」とノイローゼ気味に疑うようになっていった。誰もがうらやむような幸せだった家庭が崩れ始めた。

そして、妻はついに決意した。会社から出てくる夫を待ち伏せし、夫の後をつけたのである。思い詰めた結果である。

そこで妻は、料亭で夫が楽しそうに女性と話し、お酒を酌みかわす姿を見た。時には、手を取り合ってふざけながら笑い合っている。自分が想像していた接待とは全く違う光景であった。そこには、最近夫が見せなくなった楽しそうな姿があった。

しかし夫だけではなく、ほかにも仕事仲間がおり、ほかの人が見ればいたって普通の接待の光景であったにもかかわらず、一度も勤めに出たことがない妻は「夫はやっぱり浮気をしていた」と確信してしまった。

妻は、それをきっかけに睡眠薬を飲んで自殺を図った。思い込みというのは恐ろしいものである。女性が男性を疑った場合は特にだ。

昏睡状態にあった母親を、学校から帰宅した姉弟が発見した。そして、枕元にあった「夫の浮気を許しません」と書かれた遺書を読んだ。

姉弟が通報し、すぐに母親は救急病院に収容されたが、死亡した。

残された高校生と中学生の子どもは遺書を読み、母親が死んだのは浮気をした父親のせいだと思い、強いショックを受けた。

「最近毎晩帰りが遅かったのもそのせいだったんだ」とか「母さんが最近元気なかったのは父さんの浮気を知ったからだったんだ。なんてかわいそうな母さん。

父さんはひどすぎる」と姉弟は言い合った。

母親が自殺した姿を発見し、助けられなかったという経験をした子どもの傷は深い。しかもその原因が父親の浮気だという事実が分かった。思春期で感受性が強かった子どもたちは、父親の話を聞くこともなく、母を死に至らせた父親を強く憎んだ。

父親は、浮気の事実はなかったものの、最近の家庭を顧みなかったことから妻を誤解させ、死なせてしまったことを心から悔やんだ。そして、冷え切った父子関係を何とか修復しようとした。会社もしばらく休んだ。慣れない手つきでご飯を作り、子どもたちと話そうと努力した。しかし、なかなか溝は埋まらなかった。口もきいてくれない日々が続いた。特に、長女は汚いものを見るかのような目つきで、父親を見た。

母親の自殺から数カ月経ったある日、母親の誕生日が来た。もちろん、母親はこの世にいない。

その日に、姉弟は二人で母の元にいくことを決めていたのである。母親と同じ方法で。午後十時頃、父親が眠りについたのを確認して、彼女は弟を起こした。前もって買っておいた多量の睡眠薬を半分ずつにして弟と一緒に飲み、自殺を図った。次の朝、いつまでも起きてこない二人を父親が起こしに行くと、昏睡状態であった。すぐさま病院に運んだが、間に合わず弟は死亡。その数時間後に姉も亡くなった。

二人の枕元には、

「お母さんへ、二人で行くから待っててね。もう寂しくないよ」

「お父さん、お母さんを殺したのはお父さんです。絶対に許せません、私たちの体には手をふれないで」

という遺書が置いてあった。

この家族はこのような悲劇が起きる前にどこかで、関係を修復できなかったのだろうか。自分への恨みだけを書いた子どもの遺書を読み、一人残された父親の気持ちを考えるといたたまれない。

いじめ

最近、子ども同士の陰湿ないじめが増えてきていると感じる。今までも子どものいじめは、ニュースになることが多かったが、最近はとみに一人に対して多数でいじめるパターンが多く、陰湿さが増していると感じる。先日、まだ四、五歳の幼稚園児の間でも、既にそのようないじめがあると聞いて驚いた。

小中学生になると主犯格のリーダーが、「あいつ、なんかムカつくからみんなで無視しようぜ」と言って、理由もなく、突然いじめの標的を決める。「汚いからこっちに来るな」「臭いんだよ」「お前なんか生きてる意味ないよ」などの言葉の暴力はもちろん、チョークや腐った牛乳を無理やり食べさせたり飲ませたりするともいう。外からは見えない臀部や太ももを狙って蹴ったり殴ったりし、先生や大人にばれないように行う。いつ、自分の身にふりかかるか分からないから、リーダーがやれと言ったら逆らえず、みながよってたかって一人の子をいじめる。

クラスのみなも自分が次の標的になったら恐ろしいから見て見ぬふりを続ける。誰も、止められない。先生も、そのような気配を感じ、いじめを受けている子を呼び出して尋ねてみるが、その子は自分がいじめを受けていることなど言うはずがない。告げ口などしたらどんなことになるか、分かっているからだ。そして、学校に行きたくない、行ったら今日も何されるか分からない、殺されるかもしれない、という恐怖に日々怯える。母親もまさか自分の子がそんな目に遭っているとは気が付かないから、「なに仮病使ってるの。早く学校行きなさい」と急きたてる。

その子は、なぜ自分だけがこんな目に遭うんだ、もう生きている意味がない、と日々考えるようになる。毎日、辛い、死にたい、でも死ぬのは怖い、でもやっぱり生きていても辛いことしかない、と何度もためらう。最後に死ぬしかあいつらを見返せないと覚悟し、遺書にいじめた子の名前を全て書き記し、自宅マンションの屋上から飛び降りるのである。

これはもはや自殺とは言えない。他殺である。

いじめを受けて自殺した青年の死の直前の日記を読んだことがある。

その日記には、

『もう死にたい、生きているのがイヤになった。生きていると明日もあいつらから何されるか分からない。死んで復讐してやる。でも今日マンションの屋上へ行って下を見たら怖くなった。死んであいつらを見返したいけど飛び降りるのは怖い』

と書かれてあった。しかし、この日記から三日後に同じマンションの屋上から飛び降りて亡くなった。

この三日の間、いやその前から誰かが悩みを聞いて、親身になって相談にのってあげていれば救えた命だと思うと、悔やまれてならない。自殺する人には、必ずためらいがある。手首を切る自殺に、いくつものためらい傷があるように。ためらいのない自殺はほとんどないと言ってもいい。

だからこそ、自殺は救えるし、避けられると思うのである。

なぜ、このような陰湿ないじめが増えてしまったのか。時代背景が関係しているように思う。私が小学生の頃もケンカやいざこざはあった。しかし、それは個人の問題で、多数が一人に対していじめをすることはなかった。誰かがいたずらや悪さをすると、クラスの男子全員が先生に拳骨で頭を殴られた。戦前のことだから何でも連帯責任だった。今なら問題になるだろう。でも当時の我々は「痛かったな」と頭をさすりながら笑い合うくらいで、お前のせいだと人のせいにして怒る者はいなかった。純粋で素朴な子どもたちばかりだった。

しかし、今は先生も親も、子どもを叱ったり殴ったりしなくなった。家での生活も変わった。私が幼い頃は、言われなくてもご飯を炊くための枯れ木を集めに行くのは自分の役割であり当たり前だった。家族全員が役割分担をし、協力し合わなければ日々の生活は成り立たなかった。だから幼い時から自然に、忍耐、責任、協調ということを身をもって学んできた。今は便利になって我慢をしたり努力する必要がない。何でもスイッチを押せば、ご飯も炊けるし風呂も沸く。遊び方も変わってきた。昔だったら、取っ組み合いの遊びでエネルギーを発散させていただろうが、今は弱い子をいじめることで溜まっているエネルギーを発散させている。私の幼かった頃は、ガキ大将と言われる子がクラスにいて、誰かが他のクラスの子とケンカをし、泣かされると、敵討ちに行った。仲間意識が強かった。

十歳そこらの子どもの自殺のニュースを見るたびに、救える手立てがあっただろうと悔やまれる。そして、大勢で一人の弱者をいじめるその精神を改めるような教育を我々大人たちも考えていかなければいけないと強く思うのである。

一人の弱者をみなでいじめる。それほど卑怯な人間はいない。弱者を助けるのが立派で恰好いい人間なのである。子どもたちはヒーローが好きだ。それは弱い者を助けているからだろう。弱者を助けられる人間であってほしい。

涙をこらえて

検死のため現場へ向かった。古びたアパートの一室に入ると、四畳半ほどの部屋で女性がうなだれるようにして壁に寄りかかり死んでいた。

その静まり返った部屋に何やら小さな音が聞こえた。一体何の音だと思い、その死んでいる女性をもう一度よく見ると、ブラウスの胸がはだけており、そこに動いているものが見えた。赤ちゃんだった。死んだ母親のおっぱいを吸っているのである。その吸っている音が聞こえたのである。

赤ちゃんは、生後六、七カ月だった。まだ乳児である。母親が死んでいることすら、分かるはずもない。ただ、お腹がすいて本能的に母親のおっぱいに吸いついているのである。

その光景に、私と一緒に行った警官は息を飲み、二人共しばらくその場を動けずにいた。

赤ちゃんとまだ二十代の若い母親は二人暮らしであったが、母親は病弱だったため、ある日、突然死してしまった。赤ちゃんの泣き声がずっとしているため不審に思った隣人の通報で発覚した。私たちが着いた時は、死後四時間ほど経っていた。母親はまだ温かかった。

私たちを見つけて、赤ちゃんは乳房を離してにっこりとほほ笑んだように見えた。

そのほほ笑みは、今でも目に焼き付いて離れない。

もうひとつ、涙がこらえきれなかった事件がある。

それは信じられないような母と子の死体であった。二人が重なって串刺しのようになって死んでいたのである。

四十代の料理人がいた。彼は短気な性格で、店で客と言い争いをしたり、同僚とケンカしたりと問題を起こして辞めさせられ、職場を転々とする生活を送っていた。覚せい剤にも手を出すようになり、幻覚や幻聴が出るまでになっていった。

料理人であるという自負で柳刃包丁を常に持ち歩いていた。

　次第に仕事がうまくいかないのは周りのせいだと思い始め、覚せい剤中毒で慢性的な被害妄想にかられていたこともあり、突然苛立ちが爆発し、ある日、商店街を歩いている人を次々と持っていた包丁で襲った。何の罪もない通りすがりの人、六、七人を殺傷した。その男は、わけも分からない言葉を喚き散らしながら包丁を振り回していた。ベビーカーを押しながら歩いている若い母親が後ろを振り返ると、ものすごい形相で刃物を振り回しながらこちらに向かってくる中年の男がいた。

　その姿を見た時、母親は何が起きているのか分からぬまま危険を感じとったのであろう。逃げる時間もない母親は、とっさにベビーカーに両手を広げて覆いかぶさった。一歳になったばかりの我が子を全身全霊をかけて守ろうとした。自分の命のことなど一切考えていなかった。子どもを守ることだけだった。

　しかし、次の瞬間、奇声を発しながら無残にもその男はベビーカーに覆いかぶさった母親の背中を刃物で一突きにした。犯人はやっとのことで警官に取り押さえられた。しかし、犯人が刺したその包丁は、母親の背中を貫通し、子どもの頭に達していたのである。

二人は出血死であった。この二人の死体を見た時、さすがに涙をこらえきれなかった。自分を盾にして子どもを必死で守ろうとする母親の深い愛がそこにはあった。

我が子を殺めた母親

私の代表作となった『死体は語る』でも書き、講演でも時々話す事件がある。

幼児にやかんの熱湯をかけ、死亡させた事件である。なぜ、かわいい我が子を殺さなければいけなかったのか。母親の追い詰められた心理状態を考え、理解することも大切だと思うからである。

ある冬の日、幼女が、はいはいをしていた。部屋には石油ストーブが置かれていた。女の子がストーブにぶつかってしまった。その上に載せてあったやかんがひっくり返って、熱湯が背中にかかり大火傷を負った。すぐに救急病院に搬送されたが、処置の甲斐なく二日後に亡くなった。

母親は、こうなったのは自分のせいだと言って半狂乱になっていた。

処置にあたった医師は、「火傷死」という死亡診断書を発行した。
女の子の父親は、区役所に死亡届として提出しに行ったが「これは受理できません」と言われ、返された。

このような、熱湯という外力作用によって死亡するのは外因死と呼ばれ、これは一般の医師が診断書を書いても正式なものとしては認められない。

法律で、医師は警察に変死の届けを出すことになっている。東京都では、監察医制度があるため、監察医が検死をして書いた診断書（死体検案書）でないと受理されないのである。

父親に受理されなかったと告げられ、主治医はすぐに警察に変死の届けを出した。

我々の同僚である監察医が、補佐と一緒に、検死に出向いた。

亡くなった女の子の遺体は、包帯でぐるぐる巻きにされていた。丁寧に包帯をほどき、裸にして検死を始めた。

火傷の痕を見て驚いた。背中に丸い火傷ができていた。

「これはおかしい」と監察医は立ち会っている警官に言った。

「やかんの熱湯がひっくり返って背中にかかったのだったら、お湯は飛び散って、不整形な火傷ができるはずなのに、この女の子の火傷は丸い。ストーブにぶつかって熱湯がかかったというのであれば、状況と死体所見が合わないから、もう一度捜査し直した方がいい」

と指摘した。

そう言われて警察もおかしいと気付き、再び捜査をやり直した。

すると、母親がやかんの熱湯をかけて殺したと自供し母親は泣き崩れた。

その女の子は、生まれつき重い精神障害があった。その子の不憫な将来を案じ、精神障害の子どもを持った母親は過失を装い、偽装工作をしていたのであった。

事件の一方から見ると、単なる親の身勝手で行われた殺人で、幼い子どもを殺したということには変わりがない。

しかし私は、犯罪を犯した時の加害者側の気持ちをもう一度考え、理解しようとすることが真の事件の解決になるし、同じことを繰り返さないためにも大切なことだと思っている。

もちろん、監察医の仕事は検死をし、解剖することで死体の語りにきちんと耳を傾け、なぜ死に至ったかを解明することである。

しかし、その子を殺したもうひとつの語りを聞くことも必要だと思うのである。


殺した母親は、我が子の下の世話、食事の世話をつきっきりでしなければならない、この子をちゃんと育てていけるのか、この子の将来に希望は……と日々悩んでいたに違いない。妹が精神障害を持った子だったら、長女もいじめられるのではないかと思ったかもしれない。今よりも、障害者への差別や偏見が多く、厳しかった昔のことである。この子さえいなかったら生活が楽になるのにとも思ったかもしれない。

誰も好んで安易に人を殺すはずはない。特に、自分の子どもならなおさらである。

犯罪者全てが、自己中心的な考えで殺人を犯すのではないということを知ることも大切なことである。

全ての検死に、ドラマがある。全ての死体に、真剣に耳を傾けるべきである。真剣に向き合えば、生きている人間も死んだ人間も、真実を語り出すものである。

物体検査

読者からファンレターをいただくことがある。特に女子高生からの手紙には、先生のような監察医になりたいのだがどうすればよいのか、という質問が多い。

「まず医学部に入学することです。入学して医学全般を学び、法医学はどういう学問なのかが分かった上で、それでもなお法医学をやりたいというのならば、いくらでも相談にのるし、応援もします」

このような返事を書くのだが、そういえば医学部の学生から相談の手紙をもらったことは一度もない。

法医学は医学の中では、町はずれの一軒家のような存在なのである。医師は人の命をサポートするのが本業であるから、それを本流とすれば、法医学は生きている人には縁のない、医師の手を離れた死体から始まる医学なので、支流のしかも末端の感がしてしまう。

どうなると人は死ぬのか、死後に死体はどう変化するのか。治療医学とはまるで異なるアプローチである。犯罪死体などにかかわり、警察官と一緒に検死したり、解剖して、死因は？　死亡時間は？　凶器は？　そして犯人像は？　と警察の捜査に医学的協力をしたり、裁判の資料になる鑑定書を作成するなどが主な仕事になるから、犯罪医学、裁判医学などとも言われている。

監察医にとって、死体を詳しく観察するのはもちろんなのだが、着衣の状態、部屋の乱れ、血痕の飛び散り方なども重要な資料になる。

バラバラ事件などは使用したビニール袋や、包み紙なども重要な手がかりになる。死体だけでなく、物体検査も必要になってくるので、法医学は雑学だ、などと言われることもある。

一九九二年の秋のこと、地方都市のスイミングクラブに勤める若い女性が、屋外駐車場に停めていた自分の車の助手席で死亡しているのが発見された。カーラジオはつけっぱなしで被害者の服は泥まみれ。髪の毛には木の葉や植物の種子がついていた。なぜスイミングクラブに勤めているのに泥まみれだったのか？

警察の捜査によると、首を絞められて窒息死したようである。着衣の泥の付着状態から犯行現場は車内ではなく、別の場所のようだということが分かったので、毛髪についていた種子を調べることになった。

分析により、メタセコイアとかアケボノスギと言われる木の種子であることが分かった。中国産で戦後の一九四九年に日本に持ち込まれ、現在では各地に植えられているそうだ。

付近を調べたところ、駐車場から八キロほど離れた農業試験場の果実園にその木があることが分かり、調べたところ、木の下の地面に何かを引きずった跡が見つかり、そこから被害者の遺留品などが発見された。

たった一つの種子が、事件解明の鍵となることがあるのだ。

別の事件では、東京湾に停泊中の船内で殺人事件があった。加害者は廃棄処分になっていた冷蔵庫に被害者を縛りつけ、錘《おもり》がわりにして深夜、海に捨てたのである。本人にとっては、完全犯罪を試みたのであろうが、夜が明けると、冷蔵庫を背負った男が浮かんでいるのが発見された。冷蔵庫は陸上では重いが、実は水には沈まない。笑い話のような本当の話である。

また、夫を殺害した妻が、死体を車に乗せ、橋の上からポリタンクの容器三個に水を入れ、錘にして深夜湖に遺棄した。翌朝ポリタンク三個をつけた遺体が湖水に浮いていたのである。水の入ったポリタンクは確かに重い。しかし、その水と湖水の水の比重は同じだから、実は沈むことはないのである。浅はかな犯行であった。

完全犯罪など、そう簡単にできるものではない。

監察医は、死体だけでなく、物体の声なき声にも耳を傾け、真実を明らかにしていくこともある。

お世話になりました

私が現役の頃は、少年少女のいじめによる自殺は稀であった。むしろ老人の自殺が増えつつあった。これは時代の流れにもよるのだろうが、身内に疎外されて自殺に追い込まれた老人たちを多数検死してきたのである。

それが身内により「病気を苦にして」という理由にされ葬られている。その無念さを晴らしたいと思っていた。

一軒家が立ち並ぶ閑静な住宅街の一軒が今回の事件現場であった。玄関前にはきれいに手入れされた花の鉢が整然と並べられ、一見幸せそうな家庭に見えた。しかし、その家のひと部屋で、同居するおじいさんが首吊り自殺したのである。

薄暗い畳の部屋の布団の上におじいさんは寝かされていた。縊死であることは間違いなかった。

おじいさんは、小太りで、元気そうに見えた。だが、その家の主人である息子夫婦がおじいさんの死を悲しんでいるというより、どこかほっとした表情をしてリビングのソファに座っている。そんな姿を見て、「どうしておじいさんは自殺してしまったのでしょう。元気そうに見えましたが」と言った。息子はハッとした表情をするかと思いきや、淡々と言ってのけた。「さぁ、何の不自由なく幸せな生活を送っていたので、自殺する原因が思い当たりません」と。

しかし、いくつもの老人の自殺の検死経験から、そんなはずはないと思った。私より年長の、戦争を体験し、戦後の混乱をくぐりぬけてきた人が、なぜ自殺という手段を取って人生を終えるのか。「一緒に暮らしていて全く分からないということはないでしょう」とさらに尋ねると「そういえば足が時々痛いって言っていた。神経痛だと思います」などと言う。

やはり同じである。老人の自殺の場合、身内は病気が原因と言うのである。

「神経痛で足が痛いというだけで自殺するものでしょうか」と聞いてみると「お茶を入れてきます」とそそくさとその場から立ち去っていく。気まずい空気が漂う。警官が「先生、ちょっと」と言って私の耳元で囁いた。「自殺ということははっきりしているし事件性はないので、病気を苦にした自殺ということで結構です」と言う。そして、私は苦虫をかみつぶした思いで死体検案書の動機に「病気を苦にして」と記入する。そんなことが多かった。

人生の荒波を七十年、八十年と乗り越えてきた人が、神経痛で足が痛いというだけで自ら命を絶つはずがない。

この息子夫婦は、重荷と感ずる老人からやっと解放されたといったように、心のどこかで、年老いた親の死を助かったという気持ちで受け入れていたのであろう。だからほっとした様子が見て取れた。老人の自殺というとそれだけで世間体が悪い。だが健康問題を理由にしておけば、周りからも白い目で見られない。年老いた親を粗末に扱ってきた自分たちの行為を他人には知られたくない気持ちが、そのような都合よい言葉に置き換えられているのである。

老人が「足が痛い、痛い」と訴えるのを身内が「もう歳なんだから、痛いのは仕方がない」と言うのは禁物である。痛いと老人が訴えるのは、本当に痛いのもあるが、心の中では幼児と同様にかまってもらいたいという甘えなのである。つまり家族の愛情を求めているのである。「どこが痛いの？」「さすってあげようか？」などと親身になって、思いやりのある言葉をかけることができていたら、止められた自殺も多かったと思う。

真相を語ることなく、老人たちは死を選択しているのである。検死の現場でそう感じ、いたたまれない気持ちになることがある。

こうした状況で老人が自殺した場合、確かに健康問題が理由となる。だが、多くの老人たちは、耐えがたい肉体的な痛みから死を選択したのではない。家族の思いやりのない言葉、邪険な態度、冷たい反応などから疎外感、孤独感を味わい、それに耐えきれず自殺に追い込まれていったのである。

検死を通して、一見周りからは分からない、家族が隠したがる事実や、崩壊した家庭の構図というのが浮き彫りになる。現場で検死し調査した者でなければ、知り得ない真相なのである。国も行政もそこを見逃してはならない。

世間体を気にして自殺そのものを隠すようなこともあった。

老人が寝ている間に変死したというので、検死しに行ったところ、首に紐で絞めた時にできる索溝《さくこう》があった。縊死によるもので自殺だと思われたが、息子夫婦は寝ている間に死んでいたの一点張りである。

「昨日寝る時はいつも通りだった。今朝、起こしにいったら冷たくなっていた」と言うので「それでは、不明な点があるので解剖して明らかにします」と言うと、慌てて「首を吊って死んでいました。自殺では世間体が悪くて」と言い出した。死んだ人の苦しみを思うよりも、周りの目を気にし、自殺だということを隠そうとするのである。

一人住まいの老人と、三世代同居で暮らす老人と、どちらが幸せであろうか。そんなのは愚問だとおっしゃる方もいるかもしれない。私の著書を読んでいる方は既にお分かりだと思う。

夫に先立たれた一人暮らしのおばあさんの生活は、想像してみるだけで寂しい。

近くに身寄りがなく、会話の相手は病院で会う友達と、掃除をしに週一回来てくれるヘルパーさんぐらいのものである。一方、三世代同居で暮らすおじいさんの方は、生活に不自由なく、かわいい孫や子ども夫婦の笑い声に囲まれて賑やかである。一般的に見て、おばあさんの方が孤独で侘しく、おじいさんは楽しく幸せな生活を送っているように見える。しかし、若い世代と同居する老人に孤独を感じる人が多いのも事実である。なぜならば一人暮らしの老人より、三世代同居の老人の方が自殺する率が高かったからである。

　私は一九七六年から三年間の東京都における老人の自殺についてまとめた『老人の自殺』と題する研究を発表して、監察医務院の同僚と共に、その実態を明らかにした。

　約１万６５００人の変死があった中で、六十歳以上の自殺者は約６％で、９９４人あった。問題は、自殺した老人の生活状況である。

　東京都の老人のいる全世帯のうち、自殺した老人は家族と同居する割合が63・１％で最も多い。世帯構成別に自殺指数を計算すると、家族と同居する老人一万人のうち、5・5人が自殺していることになる。同居老人の自殺率は、一人暮らしの老人の1・6倍も多いのである。

自殺の動機は「病苦」が約40％である。しかし、これは表向きの数字である。高血圧症や癌、リウマチ、神経痛などがあげられるが、癌を除けば死に迫った病気はほとんどなく、身内の温かいいたわりや介護があれば十分癒され乗り越えられるものばかりだ。だから老人の自殺の本当の動機は病苦ではなく、冷たく疎外された家庭内の問題にあるといっても過言ではない。

二万体もの死体を見てきて、多くの自殺に出会った。

その中で、死体が訴えてくることがたくさんあり、それが明らかにされていないと感じるのは老人の場合が多かった。

多くの老人の自殺死体と向き合ううちに、自らの心の中を家族に語ることもなく、冷たく疎外されているのに相手を批難し抗議することもなく静かに死を選ぶ老人の気持ちは十分に分かるので、現職を辞めたならば、その代弁をしなければならないと思っていた。自殺した老人は、この世に言い残したことがあまりにも多すぎる。代弁者になることを、亡くなられた方たちと約束してきた。

　現役時代にはべらべらと喋るわけにはいかないから、辞めたらその事実を明らかにして世に訴えたいと思っていた。それによって住みよい社会、明るい家庭を作り出す手助けができればと、私の著書全てに、約束通り、老人の自殺の事実を書き続けている。多くの老人は、経済力も体力もない。しかし、彼らが一生懸命働いたから今の私たちの豊かな暮らしがある。

　私が幼かった頃は、おじいちゃん、おばあちゃんが話してくれる昔話が何よりの楽しみであった。今のようにテレビや本がない時代である。しかし、今は年寄りの話を聞くより、ゲームをしていた方が楽しいという。

　老人をいたわり、大事にするという敬意を忘れてはならない。本質をきちんと見極め、本当の福祉というものをみなで考えていかなければいけない。自分たちにもこのような時はすぐにやってくるのだから。

老人の遺書は立派である。冷たくされた身内の者に不平不満を書いている事例はない。ただ一言「みなさん、大変お世話になりました」とだけ書かれているものばかりなのである。どんなに家族に邪険にされたとしても、その愚痴や恨みの言葉を飲み込み、黙って自らの最期を迎えるのである。その一言に込められた老人たちの思いはあまりにも切なすぎる。

同居していたミイラと白骨死体

テレビ局から電話が入った。

ほぼ密室状態の一軒家から、五人の死体が発見されたのだが、その死体が奇妙だと言うのだ。というのも、五人のうち二人は白骨化し、残り三名はミイラ化していたからだ。

部屋が荒らされた形跡はない。しかし、同じ家の中で死亡したはずなのに、なぜか異なる状態になっている。

「現地では大騒ぎですよ、先生」

興奮気味に、そのテレビ局の人は話を続けた。

数名の法医学の専門家に相談したそうなのだが、白骨化するのは死体が腐敗した場合で、ミイラ化は腐敗せずに乾燥した場合に起こる現象である、という単純な説明しかしてもらえなかった。

肝心の、なぜ同じ環境、同じ部屋で、かくも異なる死体が発見されたのかについては、うやむやにされてしまい、そういうわけで私の意見を聞こうと思ったのだそうだ。

そもそも、白骨化するか、ミイラ化するかはどこで決まるのだろう。実は、とても単純な話なのだ。

四季がある日本では暑い季節は腐敗が進みやすく、軟部組織（筋肉や内臓など）は溶解し泥状化して、最終的に白骨化する。夏場に発見が遅れると、白骨死体が多くなるのはそのためである。

ところが、寒い季節は腐敗しにくいし、乾燥するから、死体の水分は少なくなり、乾燥が強い箇所からミイラ化していく。完全にミイラ化しなかった部分は、暑い季節になると当然だが腐敗する。したがって日本では半ばミイラ化、半ば腐敗した状態で発見されるケースが多い。

ミイラ化についての体験事例を紹介したい。ある男性が、都内を走る電車に飛び込み自殺した。しかし、検死の際、右足首だけが見当たらなかった。電車への飛び込み自殺をした死体はたいていバラバラになるので、このように、死体のどこかが欠損している場合が多い。

その数カ月後、電車の車体の床下から、ミイラ化した足が発見された。部分検案として、私が検死に出向いた。警察は、もしかしたらバラバラ殺人ではないかと考えているのだ。

足は右足で、完全にミイラ化していた。数カ月前の飛び込み自殺の検案記録を調べた結果、それは私が検死した飛び込み自殺の男性の右足と一致することが分かった。身元が確認され、バラバラ事件などではないことが分かって警察も安心した。

轢断《れきだん》の際、右足首が勢いよく跳ね飛ばされ、車底に付着した。その状態で数カ月間、電車と共に疾走していたから、乾燥して完全にミイラ化したのである。

自然界で全身ミイラ化するケースはたいへんめずらしいことだが、東京でたった一件だけあった。隅田川にかかる永代橋の欄干のペンキ塗りの作業中、頂上付近の鉄骨のすき間から、全身が完全ミイラ化した死体が発見されたのである。

それは、近くに住む精神障害のある四十代の男性であることが分かった。男性は十数年前の冬、寝間着姿のまま家を出たきり行方不明になっていた。狭い所にもぐり込む習癖があったという。海岸に近い橋の欄干の頂上で風通しもよく、乾燥する冬のことであったから、腐敗せずに全身がミイラ化したのであった。

また、高齢の親が死んでも役所に届け出ず、年金を不正受給しながら、長期間ミイラ化した遺体と同居するなどのケースが、数年前に相次いでニュースになった。嘆かわしくて、聞くに堪えない事件である。

さて電話の続きに戻るが、確かにミイラ化した死体と白骨死体が、同一家屋の中から発見されたというのは、あまりにも不自然な状況である。

私はもしかすると……、と思い「その人たちは宗教団体に属していたのではないか」と問いかけた。すると記者は、「なぜそんなことまで分かるんですか？」と驚きの声をあげた。「そうです、おっしゃる通り新興宗教の信者だったのです」と言ったのである。

そこで、私の推論を伝えることにした。

ミイラ化した三名は十一月頃の寒い時期に死亡したと考えられる。しかし、残された信者たちは宗教的な理由からか、死を認めなかったのだろう。死後も遺体を清拭《せいしき》したり、枕元に据え膳したりして、二人で世話を続けた。

それから四カ月くらいは寒い期間が続くので、ミイラ化は着々と進む。世話をしていた二人も、やがて暑い季節になってから後を追うように死亡した。当然、暑いから腐敗の進行は早いので、たちまち白骨化してしまう。

このように考えれば、今回の不思議な現象にも説明はつく。あくまでも私の体験からの推定であるが、事件性はないように思われる、と解説した。

「なるほど分かりやすい。納得できる説明です」と、感謝の言葉をもらい、電話は終った。後日、警察の捜査の結論は、私の推論とほぼ同じで、事件性なしとなり一件落着したという。

死してもなお、金のために生かされ続ける死体。死んだことを認めてもらえず、手厚い介抱を受け続ける死体。彼らは何も語らないが、いったいどんな気持ちでミイラ化していったのだろう。

バラバラ殺人事件

十数年前のことである。埼玉県で三角関係のもつれによるバラバラ殺人事件が起きた。

親友同士の女性二人がいた。二人とも看護師で、勤めている病院も、科も、同じ外科。

つかの間の休日も一緒に買い物を楽しむ仲のよさであった。ある時、一方の女性に好きな人ができた。どうやったら付き合えるかなど親友に恋愛相談をしていた。デートをした日は親友に報告し、告白がうまくいって付き合えるようになった時には真っ先に伝えた。親友も喜んでくれた。彼との付き合いは順調で、将来のことも考えるようになって彼女は幸せの絶頂だった。

そんなある日、彼女は衝撃的な事実を知った。

信頼していた親友が、自分の彼と恋人関係になっていたというのである。彼が親友と二股をかけていた。

その事実を知った彼女は、

「許せない。あんなに相談にのってくれていたのに。うまくいくといいね、がんばってねって応援してくれていたのに。なんて女だ。裏切られた」と親友に激しい憎悪を抱いた。

そして彼女を殺害することを決意した。

親友を自分の部屋に招き、いつものように一緒にご飯を食べ、お酒を飲んだ。最近あったことを報告して楽しそうに会話しながらも、彼女は殺害のタイミングを見計らっていた。

そして、後ろから紐で首を絞めて殺した。

彼女は、殺したことに急に恐怖を感じ、死体を自分の部屋に置いたまま彼のマンションに駆け込んだ。そして、次の日いつも通り病院に出勤した。

その後、冷静さを取り戻した彼女は、病院から持ち出したメスを使って死体を切り刻んだ。一般人の犯人だったら、死体を切り刻むとなるとまず包丁を使うだろう。しかし、包丁だと骨にぶつかって切れずに結局、ノコギリを使って力をかけてバラバラにする。しかし、彼女は医療に携わる、しかも外科に勤務していた看護師であった。だから骨のない関節を切っていけばメスでもバラバラになると知っていたのであろう。

そうやって切り刻んだ死体を少しずつ生ごみとして捨てた。

事件は数カ月後に発覚した。しかし、死体はバラバラにされ、全部ゴミとして出されていたので、焼却炉で燃やされ跡形もなくなっていた。死体なき殺人である。しかし、状況やその他のことを含め、その女性が殺したことは間違いないとして捕まった。

彼女は、自分の愛していた彼氏が親友と恋人関係にあることを知って、逆上して親友を殺した。私が不思議に思ったのは、男が親友と二股をかけていたのにもかかわらず、彼女の憎しみは男ではなく親友に向けられたことだった。裏切った恋人を殺さず、親友である女友達を殺したのだ。

女心はそういうものなのかと疑問に思っていたところ、ちょうど看護学校で授業があった。私は都内の看護学校で解剖学の授業を持っている。そこで、将来看護師になることを夢見ている若い女性に、体の仕組みについて講義しているのである。

私も、最近の若い女性が何を考えているのかを知る機会でもあったので学生に聞いてみることにした。

「先日、看護師が自分の彼氏を奪った親友を殺してしまった事件があった。もし、あなたたちが同じ立場だったら、親友を殺すだろうか」と質問してみた。

そうすると、百人中、五、六人が「そりゃあ親友に裏切られたら殺したくなっちゃうよね」「私も同じことするかも」と言い出した。

「殺したら自分の人生終わりじゃない」「その彼氏がいけないいんだよ」という意

見も交じり、クラスはざわついた。

　私は「こういう男はもう一度関係を修復したとしても、また同じように別の女性と浮気をするんだよ。だから、取り戻そうと躍起になったり、傷ついて深く落ち込んだりする必要はないよ。相手の女性に『あげます、どうぞ』と言ってのしつけてくれてやるくらいの気持ちでいなさい。殺すなんてもってのほかだ。もっといい男性はほかにいっぱいいるよ」と言って大笑いした。

　しかし、この事件の犯人である女性の立場に立ってみると、今頃刑務所の中で、何てことをしてしまったのだろう、一時的な感情で殺害し、自分の人生を棒にふってしまったと後悔しているのではないか、と想像してしまう。もしくは自らの犯した罪を、愛という名のもとに美化しているのだろうか。

　そう思うと、なんとも複雑な感情に包まれる。

歪んだ愛

一九八一年世界を震撼させた「パリ人肉事件」をご存じだろうか。今から三十年以上前であるが、衝撃的だったため記憶に残っている方も多いかもしれない。フランスで起こった猟奇的事件である。

パリに留学していた三十代の日本人学生がいた。彼は身長が一五〇センチにも満たず、体重も四十キロと痩せていて小柄な男であった。優秀な成績で博士課程を卒業後、パリで研究を行っていた。エリートの道を歩んでいるように見えたが、彼には顔と身長にコンプレックスがあった。

ある時、女の友人であった年下のオランダ人留学生を自宅に呼び、ライフル銃で射殺した。殺害後、彼は遺体と性交渉をした後、死体を切り刻んで一部を生のまま食べた。残りの一部はフライパンで焼いて食べたともいう。彼の部屋の冷蔵庫には、後で食べようとしていた、切り刻んだ遺体が入っていたという。

彼は、この事件の前にも日本で、近隣に住むドイツ人女性を食べてみたいという目的で襲い逮捕されている。

幼少の頃から食人の願望があったという。「一度人肉を食べてみたかった」と供述している。

この事件が起こった時に、私は背筋が凍る思いをしたのを覚えている。

私が現職中、猟奇的な事件に遭遇したのは、妻が夫の男性のシンボルであるものを切り取った事件であった。「好きな人の大切なシンボルだからほかの女性には触らせたくない」という思いで切断したと言われているが、その女心を理解するのは難しい。

以前、韓国の法医学の権威である、文國鎭先生と対談をしたことがある。著書にもなっているが、その時韓国で起こった似たような話を聞いた。

韓国では「貞操帯《ていそうたい》事件」と呼ばれ、一時話題になったという。

韓国のバーでとてもきれいな女性がいた。その女性に一目ぼれをしたある客が、その女性を口説き落とそうと足しげくバーに通った。その甲斐あって思いが通じ、深い関係になるに至った。結婚の話も持ち上がった。

その男は、ある時女性に「お前を永遠に自分のものにしたいから愛の証として、体に印をつけたい」と頼んだ。女性は、その頼みに驚き、最初拒んでいたが、男の熱意に負け承諾した。許された男は、女性のお腹に煙草の火で数カ月かかって自分の名前の火傷痕を残した。そこまでしたのに、しばらくして男は女を捨てた。激怒した女性は、その男を結婚詐欺だといって訴えた。結婚詐欺の証拠として、女性はそのお腹の痕を示したのである。しかし、それがその男によるものか判断がつかず文國鎮先生に調査の依頼が来たという。女性の話によると、煙草の火を当てられて最初は痛くて痛くて辛かったが、だんだん快感に変わっていったという。

このように前述したパリ人肉事件同様、私たち一般人には想像もつかないような、狂気の性の果てに起きる事件というのもあるのである。

人間の歪んだ性の異常さと男女の愛の不可解さを感じさせられる。

セレブ妻

二〇〇六年、新宿歌舞伎町の路上でビニール袋に入った首も手足もない、胴体だけの遺体が見つかった。場所柄、組織ぐるみの犯行ではないかと騒がれた。数日後、別の場所の空き地で手足の切断遺体が見つかり、郊外で頭部が見つかった。ひょっとして、歌舞伎町で発見された死体と同一人物ではないかと推測され、DNA鑑定で一致し同じ人物であることが分かった。そしてこの遺体は、外資系の会社に勤める男性と判明した。

遺体発見から、一カ月後に犯人が捕まった。犯人は、驚くなかれ、遺体の男性の妻であった。

この夫婦が住んでいたのが高級マンションで、殺された夫も高収入だったことから、「セレブ妻バラバラ殺人事件」などとセンセーショナルな呼び名がつき、連日ワイドショーで報道されていたから覚えている方も多いだろう。

私もこの事件が起きた時に、テレビでコメントを求められた。

この夫婦は、結婚当初から不仲でケンカが絶えず、妻は夫から暴力を受けて、一時期はシェルターと呼ばれる保護施設に避難していたこともあったという。彼女いわく、殺害の動機は夫からの暴力が引き金だったそうだ。

離婚をしたいと思うようになったが簡単にはできないし、世間体もある。さらには夫に自分のプライドを傷つけられ、苛立ちと悔しさから、夫の殺害を決意した。

ある夜、夫が就寝中にワインのボトルで頭を力一杯殴って殺し、自宅で遺体をバラバラにした。そして電車やタクシーを使い何カ所かに分けて捨てた。

その後、自宅マンションでは、妻が事件後に室内の家具などを処分し、部屋を改装し隠ぺい工作を図っていた。

夫がいないことを心配したふりをして「夫が帰ってこない」と友人に電話やメールまでしている。

死体をバラバラにするというのは、女性に多い犯行である。それはなぜか。男性よりも女性の方が圧倒的に体力が弱いからである。

犯人が男性なら、すぐに死体を担ぎ出して車に乗せてどこか山や海に捨てに行くであろう。しかし、女性は、自分よりも重い死体を目の前に、どうやって隠そう、どうやって捨てようかと途方に暮れるのである。だから持ち運びやすく、捨てやすいように切り刻むのである。

バラバラになった切断遺体が見つかったというニュースが流れると、「犯人はなんて残忍なんだ」と思う方も多いと思う。しかし、死体はバラバラに刻むほど、性別も身元も分かりにくくなり、自分への捜査が及ばずにすむ。そしてさらに運びやすく、捨てやすくなる。このような保身の心理が働くことにより、切り刻みバラバラにするのである。残忍な性格や怨恨などから切り刻むのではないのだ。

メッタ刺し事件も同様である。生きて起き上がったら自分がやられてしまうと、何度もとどめを刺す。犯人に恨みがある残虐な犯行だと思われがちだが、それだけでなく身体的に弱い立場の人間の犯行であることが多い。

このセレブ妻もそうであったのであろう。自分のした犯行をどうにかして隠したい、誰にも見つからず死体を処分したいという保身の心理なのである。しかし、殺害したことを認め自首していれば、懲役七、八年であっただろうが、自首せずバラバラにして死体を捨てている。

それにより殺人罪のほかに死体遺棄罪が加わり、罪がより一層重くなる。さらに証拠隠滅を図っている。

殺人事件を偽装し、隠ぺい工作して完全犯罪のようにするから、どんどん罪が重くなるのである。

完全犯罪などできるはずはない。

家庭内暴力で耐えきれなかった、それで殺してしまった、と信頼する誰かに相談していたら、今だったらまだやり直せる、素直に自首しよう、と促せたのにと思う。彼女も犯行に至るまでにいろいろな心の葛藤や、苦しみがあったのであろう。

どんな被害者でも死体になった理由がある一方、加害者にも犯行に及んだ理由がある。その両方を見て、考え、事件を解明していかなければならない。

この事件を知り、明日は我が身と思う女性がいるのかもしれない。辛い状況に追い込まれたら、一人で悩まず信頼できる人あるいは身内に相談すればよい。あるいは役所など法律相談所を利用すべきである。

殺意を覚えるほどもつれてしまう夫婦関係や家族関係から起こる事件がますます増えていることに危機感を抱く。

知人の検死

人生、心底驚くという経験は少ないのではないだろうか。

私も仕事柄、めったなことでは驚かない性格だと思っていたが、監察医をしていた中で、声を失うほど驚き、動揺した事件に遭遇したことがあった。

検死に行ったら、死んでいた女性が知人だったのである。

閑静なマンションの一室であった。

その人は、医学生の頃によくお世話になったおばさんだった。貧乏学生だったので、ご飯をよく食べさせてもらった。故郷を離れ寂しい暮らしをしていた学生にとって、温かいご飯は何よりありがたく「遠慮せず、たくさん食べて勉強がんばりなさいよ」というおばさんの言葉に何度も励まされ、救われた。いつも人がたくさん出入りし、集まるような家だったから、自宅のような気軽さがあった。

おばさんは、その頃にしては珍しく女性社長として会社を経営し、その下で口数が少ない夫が働いていた。私にとって、一生懸命会社を切り盛りする女性の姿は斬新で印象的であった。

監察医になってからは忙しく、会うこともなかったが、死体を見た瞬間、おばさんだとすぐに分かった。

マンションの一室の布団の中で死んでいた。美しい着物を着て、きちんと化粧をしていた。おばさんだと分かった瞬間、心臓の鼓動が速くなり、動揺した。周りに気付かれないよう大きく深呼吸し心を落ち着かせた。警察には知人だとは告げず、冷静を装い検死をした。

検死の結果、睡眠薬を飲んだ自殺だと分かった。枕元を見ると、和服を着た男性の写真が一枚と扇子が、きれいに揃えられて置いてあった。端正な顔立ちをした四十代くらいの男性である。その写真は、おばさんが習っていた踊りの師匠で、師匠と弟子という関係だった。

私がよく遊びに行っていた頃、おばさんは四十代後半であったから、死亡した時は六十代後半くらいであっただろう。あの頃より少し痩せた印象であったが、その女性らしい闊達な様子は変わらずに見えた。

警察から、二十歳ほども年の離れた踊りの師匠と愛人関係があったと聞いて驚いた。

おばさんは癌の末期で先が長くなかったという。しかし、彼女は夫がいる自宅や病院での死ではなく、愛人であった師匠の家で自ら命を絶つことを選んだ。しかも、おそらく本人が持っている中で一番美しい着物を着て、化粧もして、美しい姿で。

師匠の写真と稽古で愛用していた扇子を枕元に置き、死を決心した時、どのような気持ちであったのか。

私が会わなかった数十年の歳月の間におばさんがどんな生活を送っていたのか分からないが、家族ではなく、愛人である師匠を思って死を選んだことを思うと切なかった。

妻の死

四十年間連れ添った妻が九年前に亡くなった。

胃癌の末期だと告げられてからわずか四十日間で、あっけなく逝ってしまった。「買い物の荷物を持つのが辛いから手伝ってほしい」と荷物を自宅の二階まで運ぶよう頼まれたことがきっかけだった。そんなことは今まで一度もなかった。常に自転車に乗って、あちこち忙しく動き回っていた。「なんだか最近調子が悪いのよね」と言うので、軽い気持ちで「それだったら一度医者に診てもらった方がいい」と言って、近所の医院に検査をしに行かせた。しかし、どこも異常がないということだった。「やっぱり歳のせいかしらね」と、二人で話をしていた。

しかし、その後も辛いからといって荷物運びを手伝うように頼まれることが続いた。やはり年齢的なこともあるし、大きな病院でもう一度詳しく検査してもらった方がいいと促し、再び検査に行かせた。その検査結果の日、妻が「夫が医者だと言ったら、ご主人も一緒に来てくださいと言われた」と言うので、不安に思い一緒に病院について行くことにした。四十代後半くらいの真面目そうな医者であった。レントゲン写真を見ながら私と妻に「結果を申し上げても大丈夫でしょうか」と念を押してきた。「私は医者だし、正直に言ってください」と言うと、「奥様は胃癌の末期状態です。全身に転移しています」と告げられた。

我が耳を疑った。何か喋ろうと思っても言葉が出てこない。診察室は沈黙に包まれた。沈黙がどれくらい続いただろうか。「先生、では私はあとどれくらい生きられるのでしょうか」という妻の言葉にはっと我に返った。「大変申し上げにくいのですが、長くはありません」という医者の言葉が、すぐには信じられなかった。

医者でありながら、余命は短いという言葉が把握できなかった。呆然としていると、妻は「そうですか。痛みを感じないので不思議です」と言う。思わず妻の顔を見た。先生の顔を真っすぐに見つめ、淡々と話す姿に驚いた。「藪医者め」と私は思った。自分が知っている癌の経過と妻の様子はあまりに違っていた。最初はなんとなく不調を感じ、そのうち食欲が落ちる。その結果、痩せ細り、痛みも増して、手術やX線照射あるいは、進行を遅らせるための抗がん剤を投与し、その副作用と闘うというのが、私が学んだ経過であった。しかし、私が見る限り、妻にはそんな様子は全く見て取れなかった。今までと変わらない生活をしていた。

　即入院になった。私も仕事をセーブし、毎日病院の簡易ベッドに寝泊まりをして妻に付き添った。妻の傍らで執筆をしたり、病室から講演先に向かった。

　台場にあった病室の窓からは、海がよく見えた。観覧車や、遠くには東京タワーまで見え、とても気持ちがいい部屋であった。医者には、末期状態だからX線治療や抗がん剤治療をしても無駄だと言われ、何の治療も施せなかった。しかし、入院しても妻は痛いとも辛いとも言わなかった。私は食欲もあるようだし、この調子だったら、すぐに退院して家に帰れるなとまで思っていた。

　宣告されてからちょうど一カ月を過ぎた、よく晴れた日だった。

締め切りが迫り、根を詰めて書いていた原稿が一息ついたので手を休めて窓の外を見た。ベッドで横たわっている妻が「ねえ、パパ」と呼びかけるので、妻の方を振り向いた。「私が先に逝ってしまい、あなたをお世話できないのが心残りだわ」と突然言った。今思うと、食欲も減り始め、痛みも出て辛くなっていたのであろう。自分なりに最期が近いことを感じ取っていたのかもしれない。今までそんなことを言ったことがなかったので驚き、「そんなことは心配するな、今は自分のことだけ考えればいいんだ」と妻の手のひらをさすった。

この会話が最後になった。その言葉の後、眠るように亡くなった。苦しむ姿を全くと言っていいほど見ることのなかった穏やかな死であり、それは私が理想とする最期であった。

六歳下の妻とは私が三十一歳の時に知り合い、結婚した。私が研究室にいた頃、高校の生物の教師をしていた妻が、血液型の検査の仕方を教えてほしいと習いに来たのが知り合うきっかけだった。背が高い女性だなというのが第一印象だった。

まだ小柄な女性が多い昔に珍しく、私と同じくらいの背丈があった。毎日死体と向き合ってばかりで、若い女性と知り合う機会がなかった私にとって、彼女はとても新鮮でまぶしく見えた。知るほどに、聡明で、仕事もきちんとできる女性だということが分かり、少しずつ惹かれていった。私は出会って間もない頃からこのような女性と結婚できたらと思っていたが、妻は、どうやら何人か候補がいて迷っていたらしい。妻が肺結核で入院した時、忙しかったが、その合間をぬって少しの時間でもお見舞いに行った。それが選ばれる理由になったのか、知り合って一年半後にめでたく結婚できた。

私が監察医をしていた頃は、冗談混じりに「開業すればいいのに」なんて笑いながら言っていたこともあったが、週一度しかない休みで毎日死体と向き合い、疲れて帰ってきても妻は文句ひとつ言うこともなく、仕事に関して何か聞いてくることもなかった。私にとってはそれが心地よかった。

日々の仕事で私を悩ませるのは、解剖をしても死因が分からないケースがあることだった。警官は、解剖すれば全て死因が分かると思っている人が多く、解剖したのに死因が分からないのかという冷ややかな目で見られ、私自身も精神的に追い込まれる。そんな時は、家に帰っても考えることが多く、口数も少なくむっつりとしていたに違いない。しかし、妻は何も言わずに放っておいてくれた。妻は、病気が発覚する直前まで区議会議員をしていた。結局十六年間やっていたが、最初に「区議会議員をやってみたい」と相談された時は、私も「考えさせてくれ」と言ってしばらく返事をしなかった。

当時、高校生と中学生であった娘と息子は、母親の希望に強く反対した。「人のために働くよりも、もっと自分たちのことを面倒見てほしい」というのが彼らの意見であった。私はそれを聞いて、怒った。「お前たちは誰のお陰でここまで大きくなれたと思ってるんだ。もうお前たちは母親がいなくても、きちんと自分のことは自分でやらなくてはいけないし、それができるだろう。そろそろ母さんのやりたいことを応援してあげるのが、お前たちの役目じゃないのか」と。二人はしばらく憮然としていたが、納得したようで、反対しなくなった。

私は直接妻に、応援するというようなことは言わなかったが、私が子どもに言った言葉をどこからか聞いたらしい。お宅のご主人、こんなふうに言ってるんですってね、などと主婦たちの噂話に上ったのか。夫が応援してくれているんだと分かり、議員をやることにしたというのである。

議員になってからの妻は日々忙しく、飛び回っていた。元来世話好きで、自分のことよりも人のことをまず気にかけ、人のために働くことを喜びとするような性格であった。

趣味の俳句を本格的に始めたのもその頃だった。

コーヒーをひじついて飲む春の風邪

という妻の句は私が好きな一句である。風邪をひいて、台所で寝巻姿でコーヒーを飲みながらほっと一息ついている妻の姿が目に浮かんでくる。「パパも俳句をやってみればいいのに」と言われることも何度かあったが、そのたびに「そんな短い言葉で表現できない。私にはもっと長い言葉が必要だ」と断っていた。

妻が亡くなった直後は、葬儀の手配や挨拶などでバタバタと動いていた。だから妻の死を悲しんでいる暇がなかった。しかし、死から一週間ほど経ち、やっと落ち着きが戻ってきた頃だった。ソファに腰掛け、自分で入れたお茶を飲んで一息ついていた。静まり返ったがらんとしたリビングに一人でいると、本当に私だけになってしまったという悲しみと孤独感がぐっとこみ上げ、涙が静かにこぼれた。妻が亡くなってから初めて泣いた。

妻が入院中、医者として、なぜ妻の状態に早く気付いてやれなかったんだろうと後悔することがあった。しかし、初期の段階で見つかり、何回も手術を繰り返し闘病生活をして苦しむよりも、死の直前まで自由に自分のやりたいことをやった妻を思い出すと、これでよかったのかもしれないと思うようになった。

今まで妻のことは話さずにいた。話せなかったのかもしれない。

やっと自分の中で語れる時が来た。

毎日仏壇に手を合わせ「おい、今日はな」と妻に一日の報告をするのが日課である。

あとがき

法医学の講義は大学で人気があり、関心を持つ学生は多い。私も大学で講義をするが、法医学の授業は検死現場のスライドや事件の裏話が出てくるのでみな興味津々といった様子で聞いている。新聞の三面記事や推理小説を読んでいるような気分になるのだろう。

しかし、学校を出た後に法医学に携わろうという学生はいなくなり、外科や内科など臨床医になるのが現実である。やはり医者になったら生きた人を診たいというのが主流なのである。

監察医のなり手が少ない理由に、待遇が低いこともあると思っている。実際、監察医になっても収入は多くない。医者は儲かるというのが世間一般のイメージかもしれないが、東京都の監察医は公務員なのでそれに準じた給料体系である。だから私の収入は、同じ医者の中でも一番低かったと思う。医学部のクラス会があると、「お前は会費を払わなくていいよ」と半分冗談で言われ、実際にみながごちそうしてくれたものだ。今では笑い話だが、同級生の開業医に比べると本当に収入は低かった。私は監察医という仕事に生きがいを感じ、誇りを持っていたから、給料に不満を感じたことはなかったが、監察医のなり手がいない現在、給料を上げ、社会的地位を高くすることも大事なのではないかと思っている。

アメリカのコロナー（検視官）制度は、立候補をした人を選挙で選ぶという。だから社会的地位も高く、選ばれるということで誇りも持てる。

日本も全国に監察医制度が普及し、誇りと信念を持って働く監察医を目指す人が増えてくれればと願っている。

文庫版あとがき

私は昭和の時代、三十年にわたって東京都の監察医をやっていた。

平成元年にちょうど六十歳になったので、これまで自分のやってきた仕事の集大成を発表したいと思い、『死体は語る』という本を書き、退官した。

この本は、ものめずらしさからか驚くほどの反響があり、テレビドラマ化されるまでに至った。私の現役時代は、監察医とか法医学を知る人自体が少なかった。専門はなんですかと聞かれて「監察医です」と答えても分かってもらえないので、今度は「法医学をやっています」と言うと、「方角を見る人ですか?」と言われる始末だったことを考えると、お茶の間に法医学や監察医という言葉が浸透したのは、喜ばしいことだ。

とはいえ、我が国の監察医制度が脆弱であることに、未だ変わりない。人員も不足しているし、待遇も十分には改善されていない。

平成に入ってもう二十七年ほど経つが、テレビや新聞で報道される事件の様相は、私が現役だった昭和の時代と比べると、まるで違ってきているように思う。二〇〇八年に起きた秋葉原通り魔殺人は象徴的な事件だったが、殺す相手は誰でもよかったとか、一度殺してみたかったなど、動機なき殺人が多くなっている。人の命はもはやゲーム感覚的に扱われるようになった。

科学技術が高度に発達し、スイッチを押すだけで部屋の温度は調節され、炊事、洗濯、掃除なども簡単にできるので、生活は一見豊かで快適になったように見える。しかし、社会の一員として生きる人間としての基礎になる忍耐、努力、協調性などの精神面はなおざりになっているようだ。だからみんな、すぐにムカつき、キレるのだ。

文明の発展と人心が嚙み合わないまま歯車が回転し続けているような、そんな不安を感じずにはいられない。

最近では、知り合いの誰が呆けただとか、旧知の誰が亡くなっただとか、そんな便りを受けることが多くなった。「えっ!」と驚くのだが、もう八十六年も生きているのだから、当然のことなのかもしれない。一抹の侘しさを感ずる。

しかし、私は幸いにも事件の鑑定や講演の依頼などもまだあるし、こうして物書きの仕事も続けられている。誠にありがたいことである。

感謝しながら、まだまだ元気に日々を送っている。

このたびは『監察医の涙』の文庫化に合わせて、追加執筆させていただいた。

読者の皆様のご健康を祈念してやまない。

二〇一五年七月

上野正彦

この作品は二〇一〇年六月にポプラ社より刊行されました。
文庫化にあたり、一部原稿を書き下ろしました。

ブックデザイン●米谷テツヤ
写真●南浦護
編集協力●立花あゆ

監察医の涙

上野正彦

2015年 8月5日　第1刷発行

発行者　奥村 傳
発行所　株式会社ポプラ社
〒一六〇-八五六五　東京都新宿区大京町二二-一
電　話　〇三-三三五七-二二一二(営業)
　　　　〇三-三三五七-二三〇五(編集)
　　　　〇一二〇-六六六-五五三(お客様相談室)
振　替　〇〇一四〇-三-一四九二七一
ホームページ　http://www.poplar.co.jp/ippan/bunko/
フォーマットデザイン　緒方修一
印刷・製本　図書印刷株式会社

N.D.C.914/214p/15cm
ISBN978-4-591-14607-1
落丁・乱丁本は送料小社負担でお取り替えいたします。
ご面倒でも小社お客様相談室宛にご連絡ください。
受付時間は、月～金曜日、9時～17時です(ただし祝祭日は除く)。

炎の画策

柚原瑠璃子
上野正彦［原案・監修］

東京・世田谷の閑静な住宅街で火災が発生した。焼死体で発見されたのは話題の青年実業家。事件ではなく事故とされるが、刑事・上杉は監察医とタッグを組んで執念の捜査を始める。容疑者として浮上したのは被害者の義姉！　驚愕のラストに号泣必死の監察医シリーズ第一弾。

解説／上野正彦

刃の献身

柚原瑠璃子
上野正彦［原案・監修］

配達員が通報した刺殺事件。容疑者は被害者の妻。事件の解明に乗りだした上杉刑事と監察医の如月。単純に思われた事件はいつしか複雑な様相を見せ始める。難事件の糸口はどこに？　法医学の第一人者が実体験を基に原案・監修！　人気の監察医シリーズ待望の第二弾。

解説／上野正彦

骸の回廊

柚原瑠璃子
上野正彦［原案・監修］

建設現場で男性の首吊り死体が発見された。監察医・如月の解剖により他殺と判明。同時期に発見された水死体。２つの事件が交錯した時に浮上した有名外科医の存在。その過去が暴かれた時に衝撃の結末が待ち受けていた――。法医学の権威が原案・監修！　人気シリーズ第三弾。

解説／上野正彦

あん

ドリアン助川

町の小さなどら焼き店に働き口を求めてやってきたのは、徳江という名の高齢の女性だった。徳江のつくる「あん」は評判になり、店は繁盛するのだが……。壮絶な人生を経てきた徳江が、未来ある者たちに伝えようとした「生きる意味」とはなにか。深い余韻が残る、現代の名作。

解説／中島京子

きみはいい子

中脇初枝

17時まで帰ってくるなと言われ校庭で待つ児童と彼を見つめる新任教師の物語をはじめ、娘に手を上げてしまう母親の姿など、同じ町、同じ日の午後を描く五篇からなる連作短篇集。家族が抱える傷とそこに射すたしかな光を描き出す心を揺さぶる物語。第28回坪田譲治文学賞受賞、２０１３年本屋大賞第４位。

わたしをみつけて

中脇初枝

施設で育ち、今は准看護師として働く弥生は、問題がある医師にも異議は唱えない。なぜならやっと得た居場所を失いたくないから。その病院に新しい師長がやってきて――。『きみはいい子』と同じ町を舞台に紡がれる、明日にたしかな光を感じる物語。

青い約束

田村優之

アナリストとして活躍する修一は、高校時代の親友・有賀と再会する。二人の仲を引き裂き、恋人を永遠に奪った〝あの事件〟からすでに二十年以上の歳月が流れていた……。現役新聞記者ならではの経済問題への鋭い切り込みと、骨太なストーリーで話題を呼んだ傑作がついに文庫化。

ワーキングプア
日本を蝕む病

NHKスペシャル
『ワーキングプア』取材班

働いても働いても報われない人々「ワーキングプア」。NHKスペシャル取材班が、放送では伝えきれなかった詳細を書籍化し、大反響を呼んだ。現代の日本の象徴的な問題に我々はどう対処すべきか。渾身のノンフィクション、待望の文庫化。

ワーキングプア

解決への道

NHKスペシャル『ワーキングプア』取材班

NHKスペシャル取材班が、放送では伝えきれなかった詳細を書籍化し、大反響を呼んだノンフィクションの続編が、待望の文庫化。深刻かつ喫緊の問題に、解決の糸口はみつかるのか？　深い闇に一筋の光を投げかける一冊。